MINISTÉRIO DE TURISMO APRESENTA:

DIÁRIO DE UMA ANGÚSTIA

A força da escrita na superação da doença

PATROCÍNIO
magazineluiza

SAÚDE ASSIM

Lei de Incentivo à
CULTURA

REALIZAÇÃO
SECRETARIA ESPECIAL DA
CULTURA

MINISTÉRIO DO
TURISMO

© 2022 **Fernando Boigues, Luciana Medeiros** e **Mauro Ventura**
Coordenação geral e produção executiva: **Ponto de Produção | Patrícia Galvão**
Coordenação editorial: **Luciana Medeiros**
Edição: **Bruno Thys** e **Luiz André Alzer**
Capa, projeto gráfico e diagramação: **maraca.rio.design**
Fotos: **Custódio Coimbra**
Tradução do texto de Andrew Solomon: **Solange Noronha**
Transcrições dos depoimentos: **Tatiana Brondi** e **Theodora França**
Revisão: **Camilla Mota**

Dados Internacionais de Catalogação na Publicação (CIP)
(eDOC BRASIL, Belo Horizonte/MG)

B678d   Boigues, Fernando.
　　　　Diário de uma angústia: a força da escrita na superação da doença / Fernando Boigues, Luciana Medeiros, Mauro Ventura. – Rio de Janeiro, RJ: Máquina de Livros, 2022.
　　　　224 p. : 14 x 21 cm

　　　　ISBN 978-65-00-52818-3

　　　　1. Medicina. 2. Saúde. 3. Doenças – Superação – Relatos.
I. Medeiros, Luciana. II. Ventura, Mauro. III. Título.
　　　　　　　　　　　　　　　　　　　　　　　　CDD 610

Elaborado por Maurício Amormino Júnior – CRB6/2422

Grafia atualizada segundo o Acordo Ortográfico da Língua Portuguesa de 1990, em vigor no Brasil desde 2009.

1ª edição, 2022

Uma publicação da **Editora Máquina de Livros LTDA**
Rua Francisco Serrador 90/902, Centro, Rio de Janeiro/RJ – CEP 20031-060
www.maquinadelivros.com.br
contato@maquinadelivros.com.br

Nenhuma parte desta obra pode ser reproduzida, em qualquer meio físico ou eletrônico, sem a autorização da editora.

DIÁRIO DE UMA ANGÚSTIA

A força da escrita na superação da doença

Fernando Boigues
Luciana Medeiros
Mauro Ventura

Para Fernanda, nossa querida Nanda, mulher guerreira, sobrevivente de um tsunâmi e que seguiu a vida, com saúde e alegria.
Fernando Boigues

À minha filha Olivia, que esteve – e está – ao meu lado, amorosamente, com maturidade, segurança, capacidade crítica e o mais azedinho e refrescante senso de humor. Ao meu irmão João Marcos que, mais do que irmão e médico, abriu suas asas e me protegeu. E, com muita saudade, a Paulo Vianna, o maior amigo, a grande inspiração para o Diário do Manto.
Luciana Medeiros

A meus pais
A Ana, Alice e Eric
Mauro Ventura

Introdução 9

Apresentação - Linguagem e doença - *Andrew Solomon* 13

O livro da Nanda - *Fernando Boigues* 18

Diário do Manto - *Luciana Medeiros* 64

Notas de uma mente em desalinho - *Mauro Ventura* 96

Depoimentos 145

    Lorraine Veran 147

    Margaret Waddington Binder 153

    Ivan Santana 163

    Chrystina Barros 171

    Luiz Roberto Londres 181

    Christian Dunker 189

    Mauro Fantini 201

    Margareth Dalcolmo 209

Agradecimentos 217

Introdução

Três diários, escritos ao longo do tratamento de doenças potencialmente fatais, são a gênese deste livro. Um médico e dois jornalistas, os três escritores publicados, encontraram-se em 2018, por mera coincidência. Surgiu ali a proposta de reunir os textos dessa prática que os ajudou a atravessar a corda bamba do medo – às vezes, do terror – e a iluminar o caminho, no passo a passo, no dia a dia das enfermidades. Dois diários são dos pacientes; o terceiro, de Fernando, é o acompanhamento da doença da filha. Embora semelhantes no formato e no propósito, foram originalmente escritos em suportes diferentes – num caderno escolar, num blog, em papéis soltos.

Não é à toa que são chamados "diários". Há esse consolo no encadear das horas e dos dias, na sucessão dos acontecimentos, na ideia de um registro em continuidade. O ato de registrar tem múltiplos ecos: reforça, pela própria natureza, a existência de um futuro; organiza pensamentos, explora sensações, sentimentos e sintomas; e constrói uma ponte com o mundo.

Ao expressar o turbilhão interno no papel (ou na tela), os diários ajudaram a esvaziar o poder de bicho-papão invisível e indefinível da doença. A fala e a escrita nomeiam e, ao nomear, dão contornos. No princípio era o verbo, afinal. No campo da psicanálise, significados, significantes, representações, terapêuticas, tudo isso é basal. E remédio para a angústia.

Prontos a estrutura e o conceito do livro, veio o inimaginável – a pandemia do coronavírus que paralisou o mundo. Com ela, a decisiva e imprescindível atuação dos profissionais de saúde ficou sob os holofotes e, às vezes, em meio à polêmica. E a "outra ponta" dessa comunicação, dessa expressão – o lado do médico de várias especialidades, do enfermeiro, do psicanalista, do que cuida, do que trata –, se impôs como complemento. É uma visita necessária ao campo da Medicina Narrativa, criado e sistematizado pela norte-americana Rita Charon, ou da Slow Medicine, movimento lançado na Itália.

Na segunda parte do livro, estão os depoimentos de oito desses profissionais. Há que confessar: foi uma tremenda dificuldade para os autores fazer somente oito convites, diante de tantos e tão maravilhosos especialistas em saúde que estão pensando na humanização do relacionamento com os pacientes, no caminho inverso de uma tecnologização que isola, afasta e esvazia a troca entre as pessoas no contexto do adoecimento e do tratamento. Há numerosos grupos discutindo o assunto no país e no mundo. E, com a pandemia, a pesquisa e a vivência médica ganharam as massas – outra questão que surgiu, e que alguns de nossos convidados debatem com imensa sabedoria.

Para terminar, registramos o prazer e a honra de contar com uma apresentação especial, a do escritor, professor, psicólogo Andrew Solomon, autor dos espetaculares

INTRODUÇÃO

"O demônio do meio-dia – Uma anatomia da depressão" e "Longe da árvore". Andrew conhece profundamente o poder transformador dos relatos, das histórias, da troca e da empatia.
Em tempo: os três tratamentos tiveram, por assim dizer, finais felizes. Que nossos diários e a palavra de especialistas repletos de atenção ao contato humanizador sejam alívio, alegria e esperança.

Fernando Boigues, Luciana Medeiros e Mauro Ventura

Apresentação

Linguagem e doença

Andrew Solomon

As pessoas desenvolvem doenças. As doenças não existem independentemente de nós. Às vezes, germes ou vírus permanecem no ar ou em uma superfície impura ou em alimentos e água impróprios para consumo, mas a doença em si acontece em um ser vivo. Assim que as pessoas adoecem, elas entram em dois mundos paralelos. Um é a devastação biológica que precisa de intervenção médica. O outro é uma mudança de identidade. A parte médica tem sido tratada cada vez mais efetivamente no último século: as pessoas vivem muito mais tempo – e muitas doenças outrora fatais são agora meramente incidentais. Mas todos ficam doentes em determinados momentos da vida – e enquanto algumas pessoas expiram de velhice ou morrem em um acidente, a maioria sucumbe à doença no fim. Isso significa que a maioria das narrativas da vida sofre uma profunda ruptura, na qual nosso senso de nós mesmos cai da confiança ao desespero, de uma ilusão de invencibilidade ao caos da vulnerabilidade. Não é que as pessoas não esperem adoecer e, finalmente, morrer; é apenas que ninguém espera que isso aconteça – ou sabe quando e como acontece. É sempre uma emboscada. E isso

APRESENTAÇÃO

muda tudo: quem você é; o que você pode fazer; como as outras pessoas veem você; como você se vê.

Por muito tempo, a mudança de identidade ao longo da doença foi negligenciada, porque os avanços no tratamento médico foram tão acelerados que obliteraram os sistemas de conforto à beira do leito projetados para doenças em outros séculos. Alguém que está doente atualmente, portanto, deve descobrir por si mesmo como incorporar a narrativa da doença em sua identidade: como fazer isso enquanto está doente e mesmo depois de ter se recuperado. Câncer, AVC, Covid, pneumonia, diabetes, uma amputação: essas coisas fazem a pessoa ficar diferente, mais consciente da própria fragilidade, talvez mais cautelosa, ou mais ansiosa, ou mais determinada a viver a vida ao máximo. Essa mudança precisa ser apoiada: pela psicoterapia para muitas pessoas, pela espiritualidade para outras, pela arte, por poesia e música, por livros de leigos como este. As pessoas que estão doentes muitas vezes se sentem invisíveis mesmo que passem horas com médicos em exames meticulosos. Esses médicos, destreinados na leitura da psicologia de seus pacientes, só podem oferecer um conforto burocrático, vazio ou nenhum. São homens e mulheres da ciência – não desumanos, mas também não treinados em humanismo. Isso não funciona. As pessoas precisam ser amparadas ao longo de sua transformação psíquica, e mesmo suas amorosas famílias muitas vezes não sabem como fazê-lo.

Freud postulou há muito tempo: permitir que as experiências de alguém se transformem em linguagem pode aliviar os sentimentos angustiantes associados a elas. No entanto, as autoridades médicas tendem a fornecer ou a sussurrar diagnósticos de modo inexpressivo, com desconforto, muitas vezes se recusando a compartilhar prognósticos evidentes ou omitindo ambiguidades incômodas em um esforço de proteger seus pacientes de verdades aterrorizantes. Famílias, da mesma forma, muitas vezes protegem seus parentes de notícias dolorosas. Esse comportamento não é apenas "infantilizador", mas também perigoso, pois priva as pessoas de agir justamente quando já estão privadas do imenso poder inerente à boa saúde. Os médicos catalogam sintomas, mas relativamente poucos ajudam seus pacientes a dizer o que está acontecendo com seu ânimo, suas esperanças, sua sensibilidade – agora amplificada – e sobre a maneira como as outras pessoas os percebem. Isso ocorre em parte porque o próprio paciente, como o médico, muitas vezes não tem essa linguagem, carece até mesmo de uma consciência de quão profundamente ele está mudado. Sua nova identidade pode tanto defini-lo quanto iludi-lo. E ele não pode se reconciliar com o que não pode identificar.

Este livro traz dois presentes. O primeiro é o acesso a sentimentos que poderiam ter sido enterrados, não observados, escondidos até mesmo daqueles que os vivenciaram. O segundo é o vocabulário para expressar esses sentimentos. Não procure aqui a cura para o seu câncer, seu tumor, seu AVC, ou qualquer outra doença. Recorra a essas páginas para encontrar os métodos e as palavras de que você precisa para construir uma história a partir de sua doença ou desespero. Os antigos olímpicos e as civilizações mais desenvolvidas que se seguiram têm defendido *mens sana in corpore sano*. Mas essa expressão propõe uma separação, como se você pudesse trabalhar sua mente três dias por semana e seu corpo nos quatro restantes. Um corpo saudável é de pouca utilidade sem uma mente saudável – e uma mente saudável é muitas vezes devastada por um corpo doente. Claro, a saúde em si é um conceito muito problemático. Algumas mentes que pareciam doentes há algumas décadas são agora vistas como meramente divergentes, e o movimento dos direitos das pessoas com deficiência deixou claro que corpos antes categorizados como defeituosos podem se encaixar naqueles que os ocupam, mesmo que nem sempre sejam facilmente adaptados ao ambiente à sua volta. No entanto, mesmo os direitos das pessoas com deficiência não apagam a categoria irrefutável da doença, a realidade do sofrimento, ou o terror urgente da mortalidade. Este livro se propõe a explicar como recuperar uma mente saudável quando seu corpo decepcionou você. É um guia para o seu espírito, que mostra como lidar com a lacuna traiçoeira entre um corpo sob ataque e uma mente triunfante. E uma mente triunfante muitas vezes serve não apenas para se curar, mas também para ajudar o corpo que ela ocupa.

Andrew Solomon é escritor e palestrante de política, cultura e psicologia. É autor de best-sellers mundiais como "O demônio do meio-dia – Anatomia da depressão" e "Longe da árvore". Dentre os muitos prêmios que recebeu, está o National Book Award. É ativista das causas LGBTQIA+, da doença mental e de artes, professor da Universidade de Columbia na cadeira Clinical Medical Psychology (em Psiquiatria); é professor convidado em Psiquiatria na Universidade de Yale; foi presidente do PEN American Center.

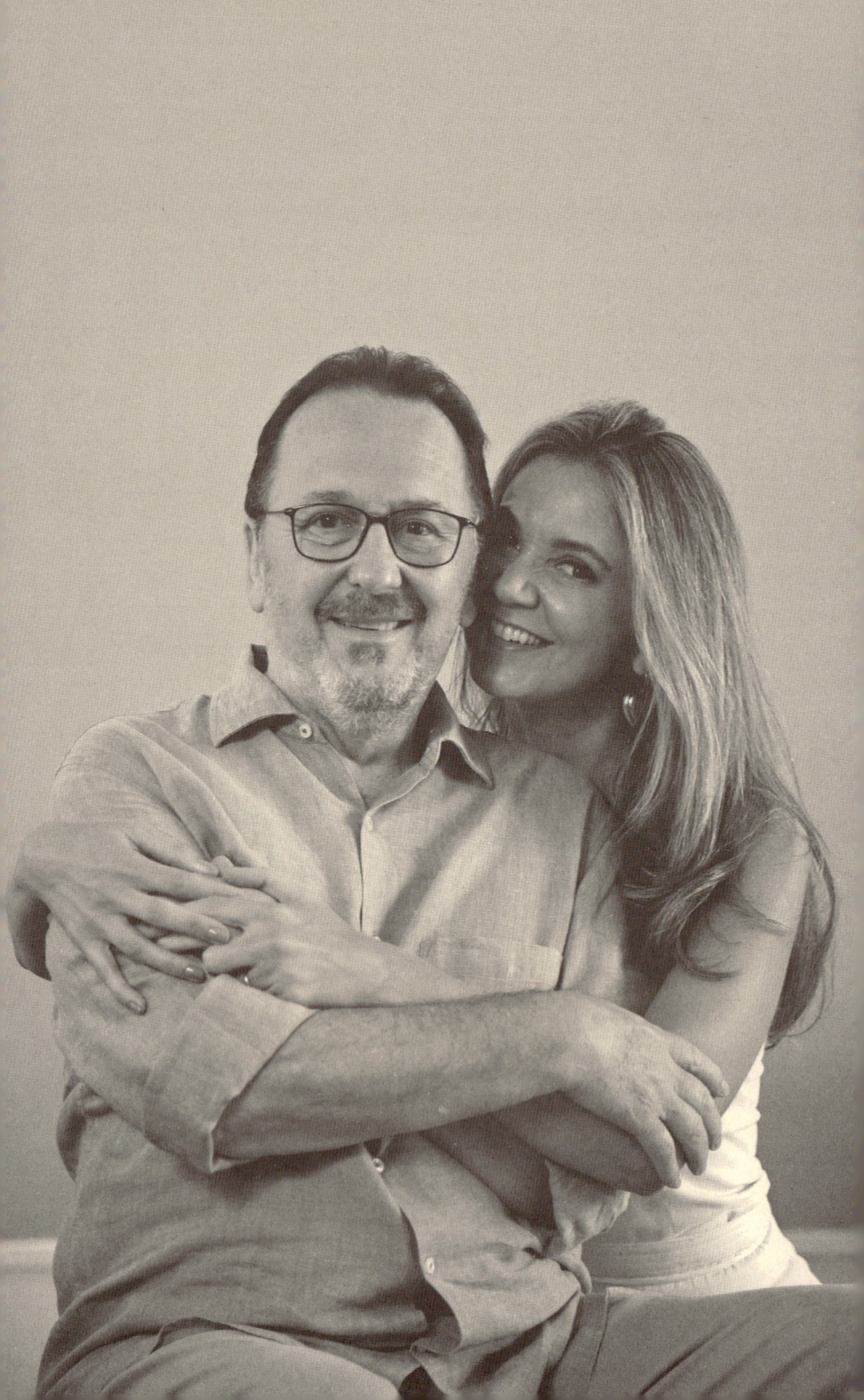

O livro da Nanda

Fernando Boigues

T sunâmi. O mundo conheceu essa palavra em 26 de dezembro de 2004, quando um tremor de magnitude 9.1, originado na costa noroeste da Ilha de Sumatra, provocou a fúria do oceano. O cataclisma matou 230 mil pessoas em 14 países no Oceano Índico, incluindo a Indonésia.

O termo, originado do japonês ("onda de porto"; *tsu* = porto, *nami* = onda), entraria no vocabulário corrente. Mais que furacão, tufão ou terremoto, designa a catástrofe que vira de pernas para o ar, pelo avesso, rasga em pedaços uma situação, uma comunidade. Ou uma família inteira.

Nosso tsunâmi particular aconteceu exatamente um mês antes da megaonda destroçar a costa asiática. E, para mim, o exercício da escrita foi uma das cordas que me mantiveram seguro enquanto tudo parecia ruir. Um caderno, caneta, uma cadeira ao pé da cama de Fernanda no CTI – minha linda filha, de 26 anos, cheia de alegria e vontade de viver – foram âncoras da minha angústia e da minha esperança.

* * *

Escrever, relatar uma vivência de alta intensidade, nos ensina uma grande lição: focamos na tentativa de racionalizar certas experiências catárticas, especiais e, ao mesmo tempo, entender que essas vivências têm de ser apenas isso – sentidas.

Minha maneira de lidar com o terremoto que nos atingiu em novembro/dezembro de 2004 foi mesmo através da escrita. A narrativa me deu a chance de – ou a chave para – exprimir sentimentos em torno da ideia inconcebível de perder uma de minhas filhas naquele contexto de incertezas. Organizar no caderno o dia a dia do hospital foi uma maneira de domar ou canalizar minhas emoções. Foi também um exercício físico intenso: às vezes minhas mãos doíam, a cabeça latejava, as costas reclamavam. Mas eu escrevia. Sem parar. Meus sentimentos, minhas emoções, minhas orações e meu desespero – num primeiro instante, deixei tudo de lado para escrever item por item o que acontecia naquele momento de exceção na vida da Fernandinha.

Ao mesmo tempo, e paradoxalmente, havia uma angústia por estar debruçado no caderno e não dando atenção integral a Fernanda, ou descobrindo o que poderia estar acontecendo. Escrever era referência em meio ao caos. Ou melhor: era atirar uma linha de prata para o futuro, em que a minha filha estaria de novo perfeitamente saudável. Eu tinha uma certeza inexplicável de que tudo daria certo. Mas o medo... era imenso.

E havia a culpa. Aos 12 anos, Fernanda tinha sofrido uma convulsão e os exames não acusaram nada. Mas havia um "artefato", na linguagem médica. Fazíamos exames de imagem periodicamente até que fomos dispensados do acompanhamento. A vida seguiu normal, e boa. Fernanda tinha dor de cabeça, apenas. Às vezes, muito forte. Dez dias antes da crise, chegamos da França – foram férias em família. Lá, em duas ocasiões ela teve uma cefaleia realmente intensa. No momento em que o mundo caiu para nós, veio também uma culpa um tanto óbvia – como pai e médico, eu não poderia ter previsto? Evitado?

Hoje, passadas quase duas décadas, dói ainda o peito quando revejo minhas anotações. Sofri numa volta ao Hospital Samaritano, onde ela esteve internada, para solicitar uma cópia do prontuário médico. Quis saber se havia fatos que eu desconhecia para complementar a narrativa. Encontrei gente incrível, que se lembrava da Fernandinha, como a Maria, da recepção, que me acompanhou ao setor do Arquivo Médico.

E sei, hoje, que o extraordinário resultado do tratamento foi tido como quase um milagre. O prognóstico do tumor – Astrocitoma grau III –, cuidadosamente mantido nos bastidores, não era promissor.

Como médico, eu havia recebido permissão para ficar no CTI com minha filha. Mas ali eu não era médico, era pai. Procurava me fazer invisível, ser como os atores do kabuki que conseguem se transformar e ninguém percebe. Via o soro acabar e aguentava firme a vontade de trocar.

Não me lembro de dormir naqueles dias: escrevia e rezava muito, para Deus e São Francisco de Assis, pedia ao Papa João Paulo II, que eu vira no Rio. Cantava. Fazia tudo. Tudo que não interferisse no tratamento.

Tantos anos depois, volto ao assunto. Num primeiro momento, bate a angústia. Hoje acordei assim, de um jeito que não gosto. Meio lusco-fusco, como a neblina de uma manhã no campo no inverno. Trêmulo. Ou petrificado. Não acordei bem. Eram 6h25. Nada de maus presságios ou sentimentos ruins, só triste. Sentindo uma culpa não sei pelo que e nem por quê. Não é bom quando acordo assim. Tudo parece cinza e esmaecido, faltam as tonalidades quentes dos dias de sol brilhante, com gente caminhando à beira-mar. Ou a leveza num dia sem compromisso, arrumando gavetas e achando antigos postais e fotografias de infância.

Mas são 9h06 e o meu sol está dissipando aquela neblina.

26/11/2004, sexta-feira – No CTI

Um caderno ao pé da cama.
Fernanda, é seu primeiro dia aqui. Nosso primeiro dia. Hoje é sexta-feira. Manduca trouxe o caderno que eu pedi. Quando você acordar, minha filha, vai saber o passo a passo desta aventura. Quem veio te ver, as flores que chegaram, as orações. Escrevo também para a sua mãe e a sua irmã acompanharem. Porque eu tenho certeza de que você vai sair dessa, e bem. Certeza absoluta.

Pedi a Marina, que estava com você no refeitório da Coca-Cola quando tudo começou, que descrevesse o que aconteceu. O relato dela vai aqui. Aliás, temos que conhecer os dois rapazes que foram verdadeiros anjos da guarda, junto com a Marina, para você.

Fezinha,
Vou tentar cumprir o que prometi ao seu pai e relatar esse dia tão dolorido, mas que, graças a Deus, ficou para trás.
Volto àquela sexta-feira, 26 de novembro.
Tínhamos chegado à Coca-Cola às nove da manhã e fomos

direto ao décimo terceiro andar, para a Monthly Tracking Meeting, *Reunião Mensal de Treinamento. Era a última do ano. Todas as apresentações foram ótimas. A reunião se estendeu até uma e trinta, quando descemos para almoçar no refeitório.*
No elevador você se queixou de muita dor de cabeça e eu imaginei que fosse uma daquelas crises, que iria passar depois que comesse. Sentamos com a Marina Rocha e o Bruninho. Antes que começássemos a comer, você se levantou para pegar um refrigerante. E aí ouvimos um barulho de bandeja caindo. Achamos que você tinha escorregado – e o Leo do restaurante segurava sua cabeça. A Mari Rocha disse "é a Fê" e eu me levantei com o coração acelerado. Pensei que era mesmo uma crise daquelas, em que você precisava se deitar no chão e elevar as pernas. Mas você não estava apenas desmaiada. Era uma crise convulsiva. Seu corpo estava todo rígido, sua boca ficava cada vez mais roxa e eu não conseguia te levantar. Já não sabia mais o que fazer. Não havia muita gente no restaurante, mas todos se levantaram para tentar ajudar – como a Nadja, preocupada em abrir o círculo ao seu redor para que você tivesse mais ar, e que arrancou o cavalete da entrada e colocou na frente das pessoas.
Eu não conseguia mais raciocinar. Pedi ao Bruninho que ligasse para a emergência. Segurei suas mãos e pedi a Deus que me ajudasse a saber o que fazer. Como num milagre, o Fernando do Amex apareceu. Ele disse que tinha sido comissário de bordo e tinha noções de primeiros socorros. Rapidamente, colocou você de lado, segurou sua cabeça, esfregou gelo em suas mãos e testa. Você relaxou novamente os membros e sua boca ia voltando à cor natural. Ufa! Pensei...

Conseguimos sentar você em uma cadeira enquanto voltava à consciência, sem entender o que estava acontecendo. Não tenho certeza se estava me reconhecendo. Disse que você tinha passado mal, mas que agora estava bem e que eu te levaria para um médico, para garantir. Você ficou me perguntando "por quê?" e parecia continuar não entendendo, com um olhar distante. Comecei a ficar preocupada. Decidimos não esperar a ambulância. Você conseguiu andar, apoiada nos ombros da gente, até o carro do Osiel no subsolo. O Fernando gritava "andem mais devagar, cuidado!", e foi até o carro, um fofo.
Quando saímos da garagem, você parecia um pouco tonta. Pedi que parassem o carro, pois sabia que ia vomitar. Abrimos a porta do carro na hora. O bombeirinho que se sentou logo atrás de você segurou sua cabeça e em poucos segundos você parecia melhor. Mas, ao arrancarmos o carro novamente, você voltou a passar mal. Tentei enrolar uma folha de papel em forma de cone, para que você não se sujasse mais. Não fui bem-sucedida. O papel rasgou e no final estávamos você, o carro e eu todos sujos (rsss!).
Acho que aí sua pressão baixou e você ficou meio desacordada, apesar de resmungar um pouco. Eu esfregava sua mão, mesmo sem saber ao certo a razão. Chegamos ao Hospital Samaritano; o Osiel te carregou no colo e, assim que pisamos na emergência, você teve outra crise convulsiva. Fui explicando ao médico o que tinha acontecido e falei que você tinha tido uma crise aos 12 anos, mas que um mapeamento cerebral recente não havia encontrado nada. Avisei que seu pai era médico e que saberia explicar melhor. Consegui colocar o tio Fernando para falar com o plantonista da emergência e fui tratar da internação. Encontrei a

Marina Rocha e o Bruninho na portaria, em estado de choque. A Dra. Mônica, da Coca-Cola, apareceu logo em seguida e tentou nos acalmar – e pediu que eu só contasse os detalhes para sua mãe depois que seu pai estivesse presente. Quando voltei à emergência, você estava sendo intubada. Acho que já era a terceira crise acontecendo. Liguei novamente para o seu pai, mesmo sem saber ao certo se deveria dizer tudo ou não. Seu pai se emocionou ao telefone. Não escondi nada dele, em nenhum momento, mas tentei poupar sua mãe. Só que ela chegou antes de seu pai e acabou sabendo de quase tudo. Você precisava fazer uma tomografia, mas como havia tido quatro crises convulsivas, acharam melhor induzir o coma para poupar seu organismo. Sua avó Maria estava muito nervosa e chorava muito. Amandinha chorava também, mas estava sendo firme e dizia a sua mãe e sua avó que você era forte e que ia sair dessa. Todos foram para a capela rezar e não viram quando você passou na maca para a sala de exames. O Dani, seu namorado, estava na cafeteria. Eu dizia para sua mãe que provavelmente não era nada. Mas seu pai chegou e contou todos os detalhes.
Em poucas horas, havia uma multidão na recepção do hospital esperando notícias suas, fazendo uma corrente positiva. Com todos mais calmos, foi minha vez de desabar. Chorei, não acreditando que tudo aquilo estava acontecendo. Mas, aliviada, pensando que você estava em boas mãos. O resultado do exame acusou uma manchinha no cérebro. Um tumor, provavelmente benigno, mas que teria que ser extirpado na segunda-feira: eram necessárias 48 horas de desintoxicação dos sedativos. Saímos do hospital às nove da noite. Fui para casa e não consegui dormir; acabei me levantando às três da manhã. Minha mãe me ouviu na

cozinha e foi conversar comigo. Eu só conseguia pensar em você, no sofrimento de sua mãe, na nossa história — te conheci naquele Monobloco, lembra? Pura doçura. Ainda não muito certa do que fazer, comecei a arrumar as malas para a viagem programada justamente para o dia seguinte.

26/11/2004, sexta-feira – O início

O dia que marcou nossas vidas, como uma cicatriz profunda, tatuada em nossas almas, começou tranquilo. Eu fui cedinho para a Casa de Saúde Nossa Senhora do Carmo, em Campo Grande – a cerca de 65 quilômetros de casa, em Copacabana, uma considerável distância. Era um trajeto que fazia com alegria: além do trabalho de que gostava tanto, me sentia cercado de afeto. De amor, mesmo.

Estava na minha sala quando Marina ligou, dizendo que Nanda havia sofrido um desmaio na Coca-Cola e tiveram que levá-la para o Hospital Samaritano. Na verdade, ela frisou que minha filha tinha sofrido uma crise convulsiva.

Desmoronei, caí num choro violento. Fui cercado pela família Ciraudo, os donos do hospital, e pelos meus amigos. Um deles, o Tony – Antonio Carlos Lamego de Souza Bandeira –, se prontificou imediatamente a me conduzir até o Samaritano. Ele viu que eu tinha zero de condições físicas e psíquicas para dirigir.

O trajeto, que levava uns 45 minutos, foi um pesadelo. E não apenas pelo terror da situação: apavorado, emocionado, eu não me sentia na realidade. Há vários *gaps* nos primeiros momentos daquele dia. Tenho flashes. Estava no carro e era como se houvesse uma sucessão de momentos isolados, cercados por escuridão. Marina colocou o médico da emergência do Hospital Samaritano no telefone comigo, mas eu não conseguia entender direito, parecia que eu não estava ali.

Por outro lado, me lembro de ter revivido, quase como num filme, o episódio em que a Nanda, aos 12 anos, teve uma crise convulsiva. Eu trabalhava na Clínica São Vicente. Pegamos um táxi, ela no meu colo sem entender nada; eu, como um ser ignóbil, maltratei desde a recepcionista até os médicos que a atenderam, sem me dar conta do que estava fazendo. Tinha que me controlar, senão seria pior para minha filha, mas nessas horas acho que nenhum pai ou mãe sabe o que está fazendo. Só quer salvar seus filhos. O desespero e o medo da perda não se descrevem. Nem mesmo o melhor poeta ou romancista conseguiria.

No caminho, telefonava para o hospital e tive a sorte de encontrar o Dr. Vicente Pires – à época, um dos diretores e sócios do Samaritano. Eles me mantiveram informado. Eu já sabia que a situação era crítica e que minha filha, em coma induzido, teria que passar por vários procedimentos.

Tony dirigia e íamos partilhando o medo e pedindo a Deus que nada de mal ocorresse. Ele me confortava – sei que já tinha vivido experiências dramáticas com amigos e familiares e que perdera uma irmã. "Ô, Buígues, calma. Tudo vai dar certo", ele falava.

A viagem infindável acabou perto de 15h na porta do Samaritano, mas o pesadelo continuava. Na recepção, tive a sensação de passar por um corredor longo, com milhares de pessoas, milhares de olhos sobre mim e eu sem saber o que fazer. Meu amigo Luis Genes já estava ali com vários médicos.

Luis Genes: *Era uma sexta-feira, meu dia de folga. Eu almoçava com uma amiga, vestido com uma camiseta amarelo-ovo e azul da seleção do Equador, um short preto de exercício e tênis. Fernando liga: "A Fernandinha teve um problema, foi para o Samaritano. Vai pra lá porque eu vou demorar a chegar". E eu cheguei junto com a Fernanda. Admitida na emergência, foi intubada e já seguiu para a tomografia.*

Do prontuário:

*13:45 – Paciente trazida por acompanhantes com relato de crise convulsiva seguida de vômitos há poucos instantes.
Na admissão, encontrava-se acordada, confusa (...) logo no início da avaliação, evoluindo para crise convulsiva intensa de breve duração. (...)
Evoluiu com nova crise abortada com Diazepan intravenoso: nível de consciência rebaixado, optei por sedação seguida de intubação, sem intercorrências e início de ventilação mecânica. (...) Hipotensão (8x4), requerendo início subsequente de dopamina, substituída por nora.
Transferida para a TCC - > descrita imagem sugestiva de processo expansivo no lobo frontal direito. (...) Transportada para o CTI.
César Villela, médico*

Entrei na sala do tomógrafo durante o exame, rezando muito e pedindo a Deus que a confortasse, que nada de ruim acontecesse a ela. Muita angústia, pensando no que ela estava sofrendo, assim como a Quéth e a Amandinha, as duas muito assustadas. Fiquei atrás do tomógrafo, perto da sua cabeça. Podia ver, através do vidro da sala, os rostos dos médicos e do Genes. E via o Tony apenas de longe, com um olhar triste e o semblante muito, mas muito preocupado mesmo. Acabado o exame, o Genes e os médicos Adherbal Maia e Vicente Pires, sócios do Samaritano, vieram conversar comigo. Senti, de cara, que a situação não era simples. Com o maior cuidado e carinho, deram a notícia de que a Fernandinha apresentava uma imagem na região frontal direita compatível com um tumor cerebral de mais ou menos cinco centímetros de diâmetro. O caso era cirúrgico e Adherbal foi claro: não era para ele, que não tinha experiência com aquele tipo de tumor. Ele indicava Jânio Nogueira, neurocirurgião do Inca com grande vivência no tratamento de glioblastomas.

Luis Genes: *A palavra tumor choca todo mundo. No caso da Fernandinha, que esbanjava vida, felicidade, parece que ainda mais. Eu disse ao Fernando: é um tumor e não é pequeno. Adherbal sugeriu o Dr. Jânio Nogueira e você respondeu: o que vocês decidirem está aceito.*

O Dr. Jânio veio a ser o grande salvador da vida da Fernandinha. Dono de técnica inigualável, humanista, incansável – ao lado da equipe – no tratamento da Fernandinha e também na administração de nossas angústias e ansiedades. Não é pouco.

Jânio Nogueira: *Ele disse que ia chegar um médico goiano que não usa nem terno? E eu apareci direto de uma aula num congresso ali ao lado do hospital, usando... terno. Você me perguntou: mas é você mesmo?*

Até hoje, creio que tudo foi orquestrado por Deus. Só pode ter sido. Desde o cuidado da Marina e de todos da Coca-Cola, passando pela atitude certeira do médico plantonista na Emergência do Hospital Samaritano, Dr. César Villela, que, sem titubear, resolveu dar um repouso ao cérebro da Fernandinha, induzindo um coma e a intubando. Deu as melhores condições para que ela chegasse às mãos de um neurocirurgião inigualável.

* * *

E segue o relato da Marina:

Sábado, nove da manhã, toca o telefone. Era o Dani, seu namorado, avisando que você havia melhorado e que operaria naquele mesmo dia, às três e meia da tarde... Era quando eu estaria decolando rumo ao outro hemisfério. Quando cheguei a Londres para fazer uma conexão, havia uma mensagem da minha mãe dizendo que tudo correra bem. A cirurgia não havia demorado as oito horas previstas; levou metade disso. Com o alívio, decidi curtir a viagem, pensando muito em você. Tudo era uma chamada na sua direção – dos cartazes "Love is the answer" (sim, o amor é a resposta) até a missa em St. Paul, onde pedi muita força para você e sua família. Sem falar nas minhas trapalhadas em alemão, nos gatinhos que eu encontrava pela rua. Tudo, tudo eu queria dividir com a minha confidente.
E como foi bom poder te abraçar quando cheguei! O tamanho desse amor que todos dedicam a você não é à toa. É a retribuição ao que você dá. Um grão de areia perto da montanha que você já moveu para fazer o mundo de todos nós um pouco melhor.

27/11/2004, sábado – CTI

É de manhã.
Parece que o tempo perdeu sua aparência linear, de *continuum*. Desde sexta-feira, vivo em intervalos de consciência permeados por amnésias. Melhor dizendo, por *gaps*, vazios. Por mais que eu puxe pela memória, não consigo me lembrar de nada do que aconteceu depois da notícia de que você, minha filha, deveria ser operada e não se sabia se ia apresentar alguma sequela ou não. Como isso aconteceu na noite de ontem para hoje, está difícil recuperar alguma cena. Sei apenas que agora cedo os médicos resolveram que operariam você à tarde. Mesmo sedada, você apresentou crises convulsivas. Não podem esperar mais.

Jânio Nogueira: *Quando eu cheguei já havia tomografias e ressonâncias prontas. Fiquei receoso de Fernanda ter mais crises convulsivas e operarmos em condições piores, ou as crises provocarem uma lesão cerebral. Adiantamos.*

Ao levá-la para o centro cirúrgico, ouvi do Dr. Jânio que eu não deveria acompanhar a cirurgia. Alegou que ele tinha que cuidar de você com muita tranquilidade, minha filha. E, com o coração apertado, pois nunca deixei de acompanhar a Quéth e minhas filhas em qualquer procedimento médico, não entrei no centro cirúrgico.

A cena que tenho em minha mente é que, para chegar até lá, passamos por corredores estreitos, de tetos baixos. Senti, inclusive, que eu precisava andar agachado. Não faz sentido — só mesmo como metáfora de como estava me sentindo. Enclausurado, apertado, emparedado. Num labirinto.

Jânio Nogueira: *Eu explico isso. O Centro Cirúrgico do Samaritano ficava, na época, no 4º andar de um outro edifício, mais antigo. Do 4º para o 5º andar, onde ficava a sala de espera, tinha realmente uma passagem pequena, estreita, com degraus muito curtos e teto baixo. Eu disse exatamente o que ele lembra, que seria uma cirurgia delicada e melhor sem distração.*

Por outro lado, há, quase concretamente, a onda de carinho da família, dos amigos e até de quem não conhecemos. E atenção especialmente afetuosa dos diretores do Samaritano, que nos ofereceram um apartamento perto do CTI, para que a Quéth e a Amandinha pudessem descansar. Durante a cirurgia lá ficamos, rezando.

27/11/2004 – Descrição cirúrgica / Dr. Jânio Nogueira

Abertura da dura-máter com a base voltada para a linha média. Visualização do parênquima com apagamento dos sulcos e giros na região frontal superior.
Corticectomia frontal com retirada de tecido para biópsia por congelação – glioma de baixo grau.
Procedemos à ressecção da lesão amolecida com partes endurecidas, de cor vinhosa, amarelada. Identificação de formação cística com necrose de RM e ressecção, congelação – glioma de alto grau.
Aspiração de lesão com aspirador ultrassônico dissectron
Cavidade de aproximadamente: Anteroposterior, 5cm / Profundidade, 4,5cm / Largura, 5cm
Procedemos retirada de fragmentos, em todos os limites, que foram normais na congelação.

28/11/2004, domingo – CTI

Jânio Nogueira: *A cirurgia foi muito tranquila, sem nenhuma intercorrência da parte neurocirúrgica. Ela demorou um pouco mais a despertar, pelos dias em que ficou sedada. Mas pela localização da lesão e o que se viu na tomografia de pós-operatório não tinha motivo pra ela não despertar. Não teve nenhum sangramento, conseguiu controlar as convulsões depois da cirurgia, do ponto de vista cirúrgico foi tranquilo. Não era uma lesão numa localização difícil de operar.*

Seu primeiro dia de pós-operatório começou com uma tomografia computadorizada de controle. Tudo ótimo. Ausência de sangramento. Cérebro já se acomodando. O EEG mostra ausência de sinais focais de irritação.

22h – O Dr. Jânio veio visitá-la e disse que você está ótima, mas quer deixá-la em coma induzido por mais 48 horas para que seu cérebro se restabeleça bem. Provavelmente dia 30 ele começará a diminuir sua sedação, tirando-a desse estado de hibernação.

Seu dia foi maravilhoso. Em determinado momento, à tarde, você reagiu à solicitação médica. Milton Genes, neuropediatra, irmão do Luis, esteve mais cedo aqui no CTI e ficou muito feliz com o resultado do exame neurológico que fez em você. Todas as suas atividades físicas estão conservadas. Dezenas de pessoas ligaram perguntando sobre você. A maioria diz que está orando e fazendo correntes positivas, até pela internet.

23h02 – Você está de mãos dadas comigo, sob uma coberta cor-de-rosa que mantém sua temperatura corporal de 35.5°C, ideal para o sucesso de seu tratamento. A sua PIC está 8; sua PA, 136/73; seu pulso, 94; e a sua saturação de O_2, 99. Estado geral muito bom.

A nossa Rainha de Sabá é um sucesso. Papai e mamãe estão felizes com a sua melhora e com o carinho que todos demonstram por você, vindo aqui, telefonando. A Manduca foi liberada hoje para dormir no Gustavo e já ligou preocupada, para saber de você e da mamãe. Ela tem sido o maior apoio para sua mãe e seu pai. Incansável. E pediu que não raspassem o seu cabelo, minha filha. Sua irmã interferiu e foi atendida: rasparam apenas parte da sua cabeleira. Seus lindos cabelos estão aí.

Sua mãe está um zumbi. Ela chora e reza muito por você. Está botando todos os espíritos do Astral para trabalhar. Hoje já rezamos muito pra Nossa Senhora da Cabeça. E o Genes verdadeiramente tem um amor enorme por você. Não parou um segundo, desde sexta-feira. É um grande amigo – o maior. Tenho receio de enumerar as pessoas, pois são incontáveis as que se desdobram em carinho para ver você se recuperando bem.

Luis Genes: *Naquele primeiro dia, saí de lá meia-noite. De shortinho, camiseta da seleção que eu trouxe do Equador e tênis. E toda hora entrava um médico. E cada um aciona a máquina registradora. Chegava alguém e eu dizia: os honorários quem vai resolver sou eu. Vou ver o valor do reembolso e a gente vai negociar no final. Falei pra todo mundo. Tem gente que me odeia até hoje, mas tudo bem (risos). Eu ia lá todos os dias em algum momento.*

DIÁRIO DE UMA ANGÚSTIA

23h55 – O técnico de enfermagem Antônio está medindo a sua glicose. Houve uma queda de luz agora e todos correram ao seu leito, mas o *nobreak* funcionou direitinho. Opa! Mais uma vez. Voltou a seguir. PA: 121/64mmHg – P: 86bpm – Saturação O_2: 99 – PIC: 10. Hoje você começou a se alimentar com dieta enteral da Pronep.
Manduca não foi cantar, pois nem passou pela cabecinha dela abandonar sua preciosa irmã.

29/11/2004, segunda-feira – CTI

0h01 – Mamãe chegou pra bater um papo com você e dar boa noite. Ela fala e reza muito. Na maioria das vezes se emociona. Ficou impressionada com o inchaço do seu rosto e com seus pés gelados. Está fazendo uma declaração de amor para você, rezando e segurando seus pés para esquentar. Passa os dias no apartamento, recebendo as visitas, depois fica na porta do CTI, esperando uma brechinha para visitar você.
Manduca está irretocável. Chorou mais nesses últimos dois dias do que nos seus 23 anos de vida. Não arreda o pé, só sai se precisar comprar alguma coisa para nós. Sofre muito.
Vou dar um intervalo agora, à 0h15. Preciso imprimir uma parte dos convites da festa de fim de ano da Casa de Saúde Nossa Senhora do Carmo.

1h – Mamãe conseguiu dormir. Estou imprimindo os convites e logo descerei para te ver. Sinto falta de você junto com a Manduca e a Erika. Ah! Ontem a vó Maria teve que ser sedada novamente. Excesso de emoção pela sua ausência. A nossa fiel escudeira Lulu, incansável como sempre, cuidou dela o tempo todo. Sofremos muito sem você nas nossas vidas.

1h33 – Sua PA: 142/78mmHg – P: 102bpm – Saturação de O_2: 99 – PIC: 7 – 36.8°C. Você tem que ter essa temperatura, não deve subir, mas você, minha filha, é diferente. Seus braços e mãos estão bem quentes. Pés e pernas são como pedras de gelo e eu te amo!
Mamãe e eu queremos tanto levá-la para casa... Ajuda a gente, minha filha, fique boa logo. Seus rins estão funcionando maravilhosamente bem e seus pulmões estão limpinhos.
Tio Saulo trouxe para o Dad o laptop e a impressora e montou tudo. Ele é mil. Estava com uma carinha muito triste. Temos certeza de que é por nós.

2h15 – Mais um pique de luz. Está chovendo muito. Choveu a noite toda.

5h15 – Continua chovendo. Você está um pouco mais inchada, mas faz parte do processo. PA: 130/71mmHg – P: 94bpm – 36.6°C – Saturação de O_2: 99 – PIC: 5.
Daqui a pouco vai haver a mudança de plantão e mais um dia na sua recuperação. Hoje é segunda-feira, dia de vestir branco para as boas energias. Tenho certeza de que teremos novidades boas.
Você continua bem calma. Continua com as mãos quentinhas e os pés gelados. O Hilário está preparando a passagem de plantão. Adoro ficar de mãos dadas contigo.

Papai e mamãe te amam muito.
Vamos rezar uma dezena em agradecimento a Deus por mais um dia de batalha vencida.

6h36 – Erika ligou. Disse que o telefone tocou muito lá em casa e ela ficou assustada, achando que fosse daqui. Acho que hoje volta o técnico de enfermagem Martiniano para te cuidar. Ele é impecável. Sério, zeloso e atencioso. Aqui, todos são assim.

7h03 – Hilário disse que ia me incomodar: precisava colher sangue para medir sua glicose. Vão fazer a passagem do plantão e a enfermeira Valéria veio se despedir de nós e desejar um bom dia. A Patrícia, da recepção, veio cumprimentar você. Todos já gostam muito de você. Também, isso não é difícil. São 7h10. Que você tenha um bom dia.

7h35 – Já começou um novo dia. Agora que o pior passou, estamos botando os pés no chão. Adherbal já quis saber quem cobre, se é a Coca-Cola ou o plano de saúde.

7h45 – Manduca ligou e perguntou por você e sua mãe. A mamãe está melhor, mas dormindo entrecortado. Vive em sobressalto. Às vezes fico preocupado com ela, que precisa descansar agora para ter energias para cuidar de você depois. A Manduca já vem. Ela tem dormido no Gustavo, pois ele mora na mesma rua do hospital. Aliás, a partir de agora, não usarei mais a palavra hospital. Falarei sempre Samaritano. Vou lembrar o Bom Samaritano, que é o que peço a Deus para ser todo dia.

7h55 – Chove muito.

O Dr. Jânio e o Milton Genes foram ao quarto (309) falar com a mamãe, papai e Manduca. Disseram que você está muito bem e que vão mantê-la hibernando ainda por hoje. Amanhã você vai fazer nova TC para tirar o cateter da PIC e depois tirar a sedação para fazer um novo EEG. Como sei que tudo vai dar certo, aí eles vão tirar o respirador.

11h30 – Quem veio aqui foi o Dr. Vicente Pires. Checou seus exames, viu você e disse que está tudo bem. Na sexta-feira (26/11), quando papai ligou para ele no caminho para cá, ele levou o telefone até você, para ouvir minha voz, mas infelizmente você estava tendo outra convulsão.

Mamãe e papai foram à capela do Samaritano rezar por você para todos os santos, anjos, para Jesus e Nossa Senhora da Cabeça. Colocamos seu nomezinho no altar. Você vai ficar totalmente curada. Temos certeza disso.

A psicóloga disse que devemos falar coisas boas para você, mas principalmente cantar. Todos nós sabemos que vai ficar curada. Manduca acabou de chegar perto de você. Parece a rena do nariz vermelho, está sofrendo muito.

O laboratório veio tirar amostra de seu sangue, mas graças a Deus não vai precisar furar você, pois está com PAM.

21h44 – Corrigindo: tivemos que furá-la várias vezes para tirar amostras de sangue para a hemocultura. Até papai tentou. Finalmente o Dr. Jorge conseguiu, através de uma punção femoral. É que apareceu uma pequena infiltração no lobo inferior do pulmão direito. Os médicos dizem que não temos que nos preocupar.

22h – Uma senhora da limpeza acaba de nos abordar pra dizer que está orando muito por você. Estamos aqui na recepção do CTI. Mamãe, Manduca, Bezerra, Darlan e eu. O Darlan disse que a Bahia inteira está rezando para você. O seu dia encerrou com a visita do Daniel.

23h05 – PA: 116/60, P: 87, Saturação O_2: 99, T: 34.5°C – BIS: 42 – PIC: 7
Viraram você novamente, agora para o lado esquerdo. Você continua linda e serena. Está coberta com uma manta rosa (cor da Barbie) para manter sua temperatura baixa. Nos pés, meias da Manduca.
O plantão está tranquilo. Apesar das visitas serem restritas, eles permitem que quase todo mundo entre para vê-la. É uma maravilha.
Estou com saudade de você me chamar de Dad. Te amo muito. Você e sua irmã são as coisas mais importantes nas nossas vidas. Fique boa logo.

30/11/2004, terça-feira – CTI

Descobri o nome da senhora que injetou otimismo em todos nós: Zezé. Uma pessoa simples, com enorme sabedoria.

1h20 – Manduca ligou para que eu subisse um pouco. Minha filha, até logo. Deus te proteja.

4h15 – Você e todo o plantão estão tranquilos. Isso é bom. Parâmetros dentro do esperado.

6h30 – Já vai começar a passagem do plantão. Hoje é o Dia D. Vamos fazer uma TC e um EEG e, se Deus quiser, tirar a Bela Adormecida desse sono profundo. O Dr. Adherbal já veio vê-la e disse que você está ótima.

7h52 – Mamãe também está contigo, beijando você e cantando.

8h – O papai teve que sair e a mamãe também, pois estão te preparando para a TC. Sua mãe pegou as flores que você ganhou e está enfeitando todo o Samaritano. Continuamos esperando a sua saída.
Minha filha, nosso susto não passa. A TC de crânio mostrou que a cirurgia está excelente, tanto que já vão tirar o dreno, mas apareceu uma pneumonia no pulmão direito. Foi chamado o Dr. David Nigri, que é da equipe do Dr. Barros Franco. Eles te examinaram, viram o RX e a TC e diagnosticaram "pneumonite domiciliar", causada pela aspiração de seu vômito na sexta-feira. Isso significa que ela é mais branda e fácil de tratar, tanto que trocaram o antibiótico por um mais leve. Mas acharam importante fazer um clister – que veio negativo – e aplicar uma unidade de papa de hemácias porque seu hematócrito e a hemoglobina estão baixos. Já falei com o Dr. Péricles, hematologista, pois o maior problema são as suas veias.

15h47 – Ainda não vieram transfundir.

15h53 – A Martinha trouxe o aparelho de som, e o tio Cleber, o CD do R.E.M. pra você ouvir "Everybody hurts" pra lembrarmos de Paris. E pensar que há 20 dias estávamos, você, Amandinha, sua mãe e eu, lá na casa da Camile, na França. Foram 15 dias memoráveis. E você, o tempo todo, queria tirar fotos e ser fotografada. Talvez já no seu inconsciente sabendo por tudo que você iria passar. Tiramos, nesse período, umas 1.500 fotos. É foto demais.

Você está serena, mas é muito duro vê-la intubada, com respirador artificial e sem falar com a gente. O Genes está incansável e puto da vida com o showroom que as pessoas estão fazendo, segundo ele. Ele apostou com sua mãe que vai ficar nu com a mão no bolso se ela conseguir proibir as visitas quando você for para o quarto.

O Dr. Jânio veio pela manhã com o Milton e agora o assistente do Dr. Jânio examinou você. Disse que está ótima e que amanhã vão tirar o dreno e a sedação. Temos que fazer uma corrente de pensamento positivo.

16h15 – A mamãe e a Manduca acabaram de entrar para cantar e bater um papão ao som do R.E.M – a banda. O pessoal do CTI está torcendo muito por você, minha filha. O Dr. Felipe é incansável. Toda hora nos dá uma palavra de conforto.

Sandra Ciraudo ligou para dizer que amanhã à noite eu vou participar de uma cirurgia espírita por você, pelo Templo Espírita Tupyara.

Minha filha, sua irmã está sofrendo muito. Não arreda o pé daqui um segundo sequer.

18h05 – Sua mãe e a Manduca saíram do CTI e me chamaram. Você seria hemotransfundida e por isso teriam que fazer uma PVP (punção venosa profunda). Fiquei

preocupado, suas veias são difíceis, mas o técnico de enfermagem André puncionou de primeira uma veia, sem que você sofresse. Ele merece um prêmio!
As enfermeiras Bianca e Fabiana disseram que daqui você tem que ir direto para o quarto e não passar por outra unidade. Elas arrumaram o som bem atrás da sua cabeça, para ficar mais perto. O carinho de todos é muito grande.

19h16 – Começou a passagem do plantão. Acabei de apagar as luzes para você ouvir Marisa Monte. Foi a Erika que fez a seleção das músicas. Nanda, está chegando a hora de sair do tubo. Amanhã cedinho, se Deus quiser, começará o processo de retirada da sedação, o desmame.

19h25 – Sua mãe e a Manduca estão conversando ali na recepção. Elas estão loucas para falar contigo. Eu estou aqui com você escutando o CD "Meditação" das nossas rezas de domingo.

01/12/2004, quarta-feira – CTI

Hoje é um grande dia. Apesar de um pequeno susto na madrugada (sua temperatura chegou a 37.5°C), você amanheceu bem. Já está sem noradrenalina e a pressão está boa. Também já desligou o Thionembutal.
Você está serena e já rezou comigo uma dezena. São 6h43. Estou angustiado, como também sua mãe e a Manduca. Estamos rezando para pedir a Deus que faça você acordar sem dores e sem traumas.

Seu queixinho ainda está um pouco inchado – faz parte do processo. Sua temperatura está 37.3°C, mas todos já disseram para não nos preocuparmos.

7h33 – O Dr. Jânio tirou o dreno e fez curativo. O Dr. Adherbal veio vê-la.
Já suspenderam toda a sua medicação sedativa. O Dr. David Nigri desligou o respirador artificial. Agora você comanda. A hemocultura e a urinocultura vieram negativas, graças a Deus. A Eliane e a Aline lavaram seu cabelo e fizeram uma trança, para não embaraçar. Ficou lindo.
Você, hein?! São 10h38 e você ficou com preguiça de respirar. A Aline e o papai pediram e você deixou a preguicinha de lado e voltou a respirar.
Minha filha, tudo está indo maravilhosamente bem. A Manduca trouxe uma "calcinha de cabelo", para a Aline colocar em sua cabeça. Vamos lá, Fernandinha, vê se acorda!

12h - Mamãe e Manduca já estão com você.

14h30 – Minha filha, você está num verdadeiro spa. Ao som de música new age, já fizeram seu cabelo, já lhe deram um senhor banho, depois de uma "cagadinha" esperta, colocaram um massageador nas suas pernas para prevenir TVP. Você está coberta com a manta cor-de-rosa.

Luis Genes: *A Quéth cuidava da Fernanda como se ela fosse um bebê. Ainda no CTI, intubada, levava xampu para lavar o cabelo lindo, e longo, da Fernandinha. Muito doido! E teve uma hora em que achamos importante ter um coordenador das equipes todas. Chamamos o Dr. Lamy.*

15h30 – O Dr. Jair veio vê-la. Disse que você está ótima, apenas com preguiça de acordar.

Agora você está ouvindo Maria Rita. Daqui a pouco, quando eu for dar uma dormidinha, vou colocar a música "Everybody hurts" com o R.E.M.

Acabaram de abrir a cortina para entrar a luz do dia.

16h – Mudança na programação. O Dr. Paulo veio fazer o EEG que o Dr. Jânio pediu. Atraso na visita e infelizmente vão estragar o seu cabelo com uma pastinha nojenta. E valeu a pena sujar o seu cabelo, minha filha. O EEG não mostra nenhum foco epileptiforme e já apresenta ondas de que você vai acordar antes do que se espera.

O Dr. Paulo pede para a mamãe e Manduca entrarem, pois você esboçou querer acordar. Mas sua preguicinha foi maior.

Após o EEG, lavaram sua cabeça, fizeram outra escova e uma trança. Mas, minha filha, pelo amor de Deus, são 18h29 e você ainda não acordou. Tome uma tenência! Ô, menina! O Dr. David Nigri acabou de chegar e está muito animado. Milton Genes te examinou e disse que você está apenas dormindo, não está doente.

A noite começou tumultuada. Você resolveu ter uma queda de pressão, mas foi atendida de pronto e já está bem, graças a Deus.

23h30 – Você já fez a cirurgia espiritual pelo médico Takiata Kano, através do Templo Espírita Tupyara e Dr. Bezerra de Menezes. Aqui no Samaritano, participamos Manduca, mamãe e Dad, e a Maria José Ciraudo, na casa dela. Todos estão orando, fazendo novenas para o seu restabelecimento.

Sua PA agora está 102/52mmHg.

02/12/2004, quinta-feira – CTI

0h05 – PA 120/63 – P: 94 - Saturação O_2: 100.
Durante toda a madrugada você se comportou direitinho. Sua temperatura subiu um pouquinho, sem maiores problemas.

6h35 – Seus parâmetros estão normais, mas você não quer acordar e isso nos angustia. Por favor, volte logo. O edema do rosto aumentou um pouquinho depois da retirada do dreno. Você está novamente com a manta térmica. Precisamos retirá-la definitivamente. Fernandinha, você tem algumas coisas para fazer. Acorda, Princesinha!
O Dr. Adherbal e o Milton Genes, que vêm todos os dias, examinaram você e disseram que, realmente, depende só da sua iniciativa, minha filha. Por favor, acorde!

7h55 – Mamãe acaba de entrar para te dar bom dia! Mas você não acorda. A mamãe fica preocupada e triste quando você está com a manta térmica. Aí ela te examina, diz que você não está com frio e a enfermagem desliga a manta. Sua mãe, você sabe, é uma excelente médica... de verdade. Não estou brincando, não.

8h10 – Genes disse que o Dr. José Suassuna falou que é natural você não acordar, pois está muito impregnada. Mas vamos e venhamos, é difícil. Colocamos meias da Amanda em você, a pedido da mamãe, para esquentar seus pezinhos.
O Dr. Jânio chegou.
O mundo desabou sobre seu Dad. Do ponto de vista médico, neurocirúrgico, você está ótima. O pulmão tam-

bém já está quase curado, mas seu hematócrito caiu 7 pontos. Agora você está com 21. Isso significa que você deve estar sangrando em algum lugar, provavelmente úlcera de estresse. Às 13h você vai ser submetida a uma endoscopia digestiva.
Não quero falar com ninguém enquanto você não falar comigo. Vai ter que tomar mais sangue. Minha filha, reage! Por amor a Deus!

20h35 – Hoje não consegui escrever – foi um dia muito pesado e cansativo para você, meu amor. Foram tantos problemas – endoscopia digestiva, broncoscopia, hemocultura... não foi fácil.
Quando você estava quase acordando, lhe deram mais 5mg de Dormonid. Você, que não queria acordar, ficou mais preguiçosinha.
Minha filha, o nosso sofrimento é insignificante perto da vontade de tê-la perto de nós. Por favor, acorde, venha para junto de nós.
Sua irmã tem sido de uma lucidez invejável e uma companhia incansável para sua mãe. Não dá para medir o amor que ela tem demonstrado. O seu despertar está sendo mais esperado do que o da Bela Adormecida.

21h –O Dr. Lamy veio e conversou com a mamãe e o papai. Disse que você está muito bem. Seu hematócrito já estabilizou em 31 e não tem sangramento. Sua pressão e temperatura também estão controladas. E temos que descansar porque, a partir de agora, você vai precisar cada vez mais da gente e menos dos médicos.
Boa noite, Cinderela!

03/12/2004, sexta-feira – CTI

2h36 – Papai veio vê-la e a encontrou tranquila, com todos os parâmetros normais, mas ainda dormindo.

6h05 – A enfermeira Valéria disse para o papai que trocou o CD por um mais animado pra ver se você acorda. Está tocando "O casamento do meu melhor amigo".

6h38 – O Dr. Adherbal veio vê-la e disse para termos um pouco mais de paciência.

7h35 – O Dr. Jânio chegou, te examinou (apertou tanto o seu esterno que você chegou a derramar lágrimas). O curativo está sequinho. Suas pupilas mostram que você já está começando a pensar em acordar.
Você está bocejando bastante.
Para hoje, está programada uma TC de crânio, face e tórax, além de EEG à tarde. Sua urina está clarinha.
Ontem, no restaurante do Samaritano, estava o príncipe D. João de Orleans e Bragança. O Dr. Lamy é médico da esposa dele. Ele disse que hoje trata de duas princesas: ela e você.

9h58 – A TC mostrou que a cirurgia está ótima, mas você está com pansinusite, e a pneumonia teve um agravamento. Isso tudo não interfere no seu prognóstico, apenas alonga o tempo de recuperação. O Dr. Barros Franco disse que seu pulmão será curado e que você vai ficar bem, isso ele pode garantir.
Minha criança, você vai precisar oxigenar melhor o seu pulmão, então vai retornar para a ventilação mecâ-

nica forçada por um período de 24 ou 48 horas. Segundo o Dr. Lamy e o Dr. Barros Franco, você ainda deve ficar mais uns cinco dias no CTI. Temos fé e força suficientes para te proteger.

15h41 – Você acabou de fazer o EEG. Segundo o Dr. Paulo e Angélica, a evolução está maravilhosa e esperam que ninguém volte a sedá-la. Hoje quem está arrumando o seu cabelo é a própria Angélica.

18h – Mamãe teve uma crise de choro, coitadinha. Está muito aflita e o cansaço acaba com ela. Ela sofre quando você tosse.

21h30 – Você piscou os olhos para o papai e apertou a mão. A emoção foi muito grande. Mamãe e Manduca ficaram felizes. O Genes também começou a gritar de felicidade.

Nossa questão agora é o seu pulmão – para melhorar, ele precisa de bastante oxigênio – e você sozinha não consegue prover, pois está debilitada. Temos que usar o aparelho. Mas, se houver um sofrimento seu, precisa ser sedada e isso vai retardar seu despertar.

Sua mãe chegou no limite, coitadinha. Estou preocupado com a saúde dela. E, para ajudar você depois, ela precisa descansar agora. Mas não quer ou não consegue fazer.

23h30 – Papai foi vê-la e você abriu os olhos e apertou minha mão. Foi lindo, emocionante. Na mesma hora liguei para a Manduca e para o Genes. Eles também se emocionaram.

04/12/2004, sábado – CTI

0h05 – Papai acalmou você cantando aquelas músicas de quando você era neném e eu a acalentava no colo.

5h – Voltei. Você estava tranquila, ouvindo música e o André conversando contigo. A partir daí você já abriu os dois olhos e movimentou até as pernas. Infelizmente, teve que ser contida pelos braços na cama.

7h10 – O Milton e o Dr. Adherbal já examinaram você, que está evoluindo muito bem. Temos que dar uma atenção especial ao seu pulmão.

7h45 – Papai e mamãe estão no refeitório tomando café da manhã e programando o que fazer na sua volta, para demonstrar o nosso amor por você.

8h – O Dr. Lamy está te examinando. O RX de pulmão melhorou e o abdômen está bem.

9h20 – Sua mãe está fazendo carinho em você, conversando e cantando cantigas de ninar. Acabei de ler o Salmo 90 e as orações de Santo Antônio e São Bento. Manduca cantava "Lua e estrela" do Caetano Veloso. E você... NOSSA LINDA PRINCESA FINALMENTE ACORDOU.

Abriu os olhos e reconheceu todo mundo à sua volta. Eu estava conversando com os médicos no posto de enfermagem. Vim correndo e vi que você estava lutando muito para arrancar o tubo. Essa cena fez Manduca sair correndo

para rezar na capela do hospital. Ela ficou muito impressionada, triste e nervosa.
Apesar da alegria de ver você acordada, seu sofrimento foi terrível para todos.

10h45 – O Dr. Jânio chegou. Apesar de agitada, você atendeu a tudo o que ele pediu ao longo do exame.
Fernandinha, São Pedro está ao seu lado: chove neste fim de semana, como no anterior. Isso significa que não está dando a praia que você adora.

15h05 – Sua mãe está falando com a dinda Kika, aos prantos, pois ao mesmo tempo em que está muito feliz com a sua melhora, está muito triste com o seu sofrimento.
Todos são unânimes em dizer que você é uma grande mulher. Muito forte. Tio Erich, que mandou uma dezena para rezarmos juntos; o incansável Gustavo, que não sai daqui.
No fim da tarde você se cansou de tanto blá-blá-blá e começou a se irritar, dizendo não para tudo e às vezes chorando. Nossos corações se partiam, se estraçalhavam, mesmo sabendo que o sofrimento é necessário para o sucesso do tratamento.
Quando o Dr. David chegou, disse que iria tirar o tubo amanhã às 9h e que agora (20h) ele vai te sedar com um medicamento moderno, capaz de fazê-la acordar rápido. Foi uma comoção geral. Até dos funcionários do CTI.
Quando o Genes entrou para vê-la e jogou beijinho para você, você retribuiu.

19h – Você tentou escrever o que queria, mas não conseguiu e apontou as letras num cartaz. Começou com "O" e "S" e sinalizou os tubos em sua boca. Entendi que você queria se livrar deles. Minha filha, seus olhos eram de sofrimento puro. Isso nos mata (Manduca, mamãe e eu), cai como uma pedra no fundo de nossas almas. Procuramos não chorar na sua frente, mas é terrível.

Você não quis que seu pai cantasse para você.

Que Deus lhe dê uma boa noite. Tenho certeza de que amanhã será um bom novo dia.

23h40 – Subimos para o quarto. Às 3h descerei de novo.

05/12/2004, domingo – CTI

3h – Minha filha, apesar do medicamento, você não fica totalmente sedada.

6h14 – O enfermeiro Rui disse que colocaram música. Você até tirou a mão da contenção, quase arrancando o tubo. E conseguiu furá-lo, mordendo-o. Como sua saturação está boa, graças a Deus, vai ser extubada daqui a pouco e os médicos não quiseram mudar o tubo.

Papai não pôde entrar, pois estão fazendo sua higiene, ao som de Maria Rita. Mamãe não sabe que você acordou várias vezes de madrugada, pois ela está sofrendo muito e precisa de forças para o dia de hoje.

Esperamos e pedimos a Deus que você tenha um excelente primeiro dia acordada. Amamos você além das nossas vidas.

7h40 – A retirada do tubo está marcada para as 9h. Sua mãe entrou e insistiu para eu ligar para o Dr. David. Apesar da minha negativa – não posso interferir em nada e é por isso que conseguimos ficar contigo esta semana inteira –, ela insistiu tanto que liguei e levei um fora sem necessidade. Ele disse que já está vindo.

8h15 – Manduca entrou e você pediu pra ela cantar. Não quer ouvir CD. Acho que você está se aproveitando, fazendo sua irmã cantar só para você. Apesar de toda a emoção, ela está conseguindo cantar. Você tem repetido que não aguenta mais e isso tem feito a Amandinha chorar muito.
Precisamos controlar nossa ansiedade para não passar para você. Agora você pede que a Manduca cante músicas do Djavan.

8h50 – Todos os médicos já chegaram, mas infelizmente sua gasometria agora está pior que a da madrugada, talvez pelo excesso de excitação. Você foi para a respiração espontânea, mas ainda não dá para extubá-la.

10h35 - Zé Suassuna e Ana vieram e conversaram com todos os médicos para decidirem: ou extuba ou dá uma sedada em você. O que não pode é você ficar brigando com o aparelho. Decidiram sedá-la um pouco mais. À tarde, com você mais tranquila, vão fazer outra gasometria.
Nossa angústia é muito grande, principalmente pelo seu sofrimento. Sua mãe e eu demos uma descompensada. Ela lá no quarto e eu aqui no CTI. Não devemos colocar o carro na frente dos bois. Paciência na espera. Sua recuperação foi um sucesso... Não podemos estragar todo o trabalho feito até agora.

Minha filha, a sua indignação foi tão grande que o papai quase fez uma besteira e tirou ele mesmo o seu tubo. Me perdoe pelo que você está passando. Talvez se eu tivesse sido mais incisivo para você fazer o controle com a ressonância magnética, tivéssemos evitado tudo isso. A única coisa que me interessa nessa vida é o seu perdão. Por favor, me perdoe por tudo isso que você está passando. Você não merece.
A mamãe, de tanto chorar, já ultrapassou seus limites.

11h03 – O maior sofrimento foi você dizer ao Martiniano "me ajuda!". Ele teve que sair de tanta emoção.

11h20 – O Dr. Jânio chegou e está fazendo curativo em você.

12h – O Dr. David e o Dr. Barros Franco chegaram.
Você perguntou pela Camile e eu disse que ela está na França. Você então me afirmou que ela veio vê-la e, portanto, estava aqui.

12h35 – O fisioterapeuta Marcelo finalmente tirou o tubo. A partir daí, você não parou de falar. E, a partir do momento em que decidiram extubá-la, papai não conseguiu mais parar para escrever. Manduca, mamãe e eu começamos a revezar os horários.
Foi alegria pura! Agora sabemos que você se recuperou. E trouxe ideias de "merecimento, morte, outras vidas" e muitos outros babados mais.
Não vou conseguir escrever tudo o que aconteceu no final desse dia tão importante em nossas vidas.

06/12/2004, segunda-feira – CTI / Unidade Intermediária

Na madrugada, você não parou de falar um minuto sequer. Queixa-se de dor de cabeça, incômodo nas pernas e dor de barriga.

Pela manhã, Manduca e mamãe estão eufóricas. Sua irmã foi à farmácia comprar algumas coisinhas mais.

6h – Tiraram todas as sondas e trocaram o curativo. Todos os médicos já vieram vê-la.

8h30 – A nutricionista Luciana passou visita. Você vai tomar milk-shake e sopa de legumes batidos.

9h30 – O Dr. Lamy chegou e liberou você para a Unidade Intermediária – leito 8. Enquanto eu escrevo, o engraçadinho do Genes está dando o milk-shake na sua boca.

Você já falou com várias pessoas ao celular. O Dr. Adherbal deu esporro. Todos já riram muito.

10h20 – Você finalmente teve alta do CTI e foi para a UI 8. É um quarto pequeno, mas muito legal.

17h – Veio um comunicado pra você mudar de quarto na UI. Está saindo do 8 para o 1. Segundo o Lamy, você foi transferida para a Vieira Souto, pois esse quarto é só para VIPs.

Arrumamos todo o novo quarto. Médicos e funcionários dizem que nunca viram quarto tão lindo. Apesar disso, você não consegue descansar, pois o turbante está muito compressivo e sua cabeça dói. Os médicos aplicaram Tramal intravenoso, mas você teve um revertério, com angústia e mal-estar. O Dr. Antônio veio à tarde e afrouxou o curativo, o que a aliviou muito. Infelizmente, sua noite não foi muito agradável, pois você ainda estava entre o sonho e a realidade.

Pela primeira vez desde 26 de novembro, você ficou com seu pai e sua mãe a noite toda. Conversamos muito. Você está muito emotiva. Chora com muita facilidade. Sente-se culpada, não merecedora de todo o amor e carinho que está recebendo e com medo do futuro.

Apesar de tudo, a noite foi embora.

07/12/2004, terça-feira – Unidade Intermediária

A madrugada foi marcada pelo seu sofrimento e sua tristeza.

Mas, pela manhã, todos os médicos passaram visita e ficaram impressionados com a sua recuperação. Você já começou a fisioterapia sem dificuldades. Pode ficar sentada na cadeira o dia inteiro. E ficou no celular direto! Recebeu visitas e presentes. Manduca deu uma boneca – a Clara, uma lourinha muito linda! Daniel marcou terreno. Trouxe um porta-retratos com 16 fotos... e, em dez delas, ele está presente.

Apesar de clinicamente ótima, você ainda está fraquinha. À noite, dormiu bem mais calma.

08/12/2004, quarta-feira – Unidade Intermediária

Hoje é dia de Nossa Senhora da Conceição. Ela está te cobrindo com seu manto.

O Dr. Felipe, do CTI, me disse que o que a salvou foi o amor de todos nós por você.
Hoje o dia está mais cômico. Você está se divertindo com as "abalderices" da mamãe.

14h50 – Mais uma vez, a Lúcia (psicóloga) veio vê-la, mas foi mais light, graças a Deus. Manduca foi ao shopping ver algumas coisinhas para você.

15h35 – Estamos apenas você, mamãe e Dad. Escurecemos o quarto e tocamos "Homem de bem" para ver se você descansa.
Sua mãe está tendo um papo-cabeça contigo. Nada a ver com a sua cabeça (risos). Mais uma vez vieram ver se você quer lanche.

16h40 – Estamos todos aqui contigo. Parece que, apesar do choro, sua tristeza está indo embora. O quarto está cada vez mais alegre e bonito. O cachorrinho com a placa FAMÍLIA na boca continua olhando para você e por você.
Neste dia, você recebeu uma imensidão de visitas, falou ao telefone várias vezes, a ponto de fazer um nó nos músculos do pescoço.
Sua noite, apesar de um dia feliz, foi muito ruim.

09/12/2004, quinta-feira – Unidade Intermediária

A madrugada foi muito cansativa para você. Uma dor de cabeça violenta, apesar de ter tirado o turbante de crepom e colocado uma faixa da Luísa Genes, filha de

Luis. Você ficou linda, como sempre, mas não dormiu quase nada.
Talvez pela turbulência da madrugada, seus olhos ficaram muito irritados e você também amanheceu bem rouca, quase afônica.

7h40 – O Dr. Lamy veio vê-la e, mais uma vez, nos deu um esporro. Você iria para o quarto, ele adiou a transferência. Proibiu as visitas. E, graças a isso, você passou um belíssimo dia. Repousou bastante, se alimentou muito bem, começou a andar no corredor. E de fato teve, até que enfim, uma noite muito boa.

10/12/2004, sexta-feira – Unidade Intermediária

Você acordou bem-disposta, tomou seu café da manhã, foi vista pelos médicos e fez fisioterapia.
Suas visitas só foram liberadas para a tarde. Daniel trouxe umas flores bonitas, cor de laranja, bem energéticas, e passou um bom tempo com você. Brenda fez uma sessão de reiki. Mais uma boa noite.

11/12/2004, sábado – Unidade Intermediária / Quarto 57A

Começamos mais um bom dia. Os Drs. Lamy e Adherbal resolveram transferi-la para o quarto 57A, que é todo azul.

14h40 – A tarde foi extremamente movimentada, com muitas visitas. E, encerrando esse período vespertino, mais um esporro, desta vez do Dr. Paulo Gabriel, dizendo que nós tínhamos que conter as visitas.

12/12/2004, domingo – Quarto 57A

Sua noite foi melhor, graças a Deus.
Hoje, a primeira visita foi a do Dr. Adherbal, que colocou no oratório uma Nossa Senhora de Lourdes. Logo em seguida vieram os Drs. Lamy e Paulo Gabriel, o Dr. Jânio e a Dra. Gabriela. Ela disse que hoje, às 23h, vai fazer a última dose do antibiótico venoso e que, então, desligará o acesso profundo.

18h05 – O Flamengo empatou com o São Paulo e você está comemorando com a Virna e a Erika – que, por sinal, está com ciúme, pois não apareceu nas suas alucinações.

Fernanda: Durante o coma, eu "estive" num lugar em que era, ao mesmo tempo, acolhida e julgada. Era muito nítido, muito real. Eu vivenciava uma culpa – de ser muito vaidosa, de ter feito namorados sofrerem, por exemplo.
Ao mesmo tempo, lembro de músicas que foram tocadas ao meu lado. Via meu pai chorando sem parar e minha mãe sofrendo, mas serena. E tenho a clara lembrança de ouvir "você vai voltar, porque ele está pedindo demais". Ele era meu pai... Acordei dizendo que minha vontade era de viver. E me surpreendi com o alívio de todos quando me movimentei. Eu não tinha ideia de que havia risco de não andar mais, ou de não enxergar, ou falar.

13/12/2004, segunda-feira – Quarto 57A

Finalmente chegou o grande dia, tão esperado. Nossa querida filha Fernandinha está recebendo alta hospitalar e indo para casa. A partir de agora, começará uma nova, dolorosa e grande jornada, para sua recuperação final. Serão sessões de radioterapia e quimioterapia. Tenho certeza de que, pela sua força, vai tirar de letra, apesar de todo o sofrimento. Fomos recebidos com uma profusão de cartazes e a comida maravilhosa preparada pela incrível Lulu. Como você ficou radiante entrando em casa, Fernandinha. Quero que você saiba: estaremos sempre juntos, minha filha. Sempre de mãos dadas. Sempre o coração e o colo à sua disposição.

15 de maio de 2021

Fernanda, passaram-se quase 17 anos. Você foi para casa e completou o tratamento com quimioterapia e radioterapia. A sua recuperação é um fato – e não deixa de ser um milagre que a vida continuou produzindo. Você se casou com Daniel e engravidou naturalmente, nos dando o Joaquim.

Luis Genes: *O prognóstico que eu recebi na época, e guardei só para mim, era dos piores, inclusive de médicos fora do Brasil. Havia a ideia de que o tumor recidivaria em pouco tempo. Mas não contei isso para ninguém. E ela está aí, linda como sempre, um filho de 11 anos, saudável. E feliz como sempre foi.*

Estou à espera de um importante relato complementar a esse diário – que não vai vir. O meu coração está partido.

Meu amigo Tony, que me conduziu ao Samaritano lá em 2004, foi levado pela Covid-19, depois de longos 60 dias de internação.

Um pouco antes de Tony cair doente, no início de março de 2021, conversamos. Combinamos que ele escreveria para o diário a lembrança do trajeto de Campo Grande a Botafogo, naquele dia desesperador, em que eu chorava o tempo todo, falando pelo celular com a família e os médicos – com o Dr. Vicente Pires, principalmente, que foi um verdadeiro amigo/irmão/pai, não sei bem. Naqueles 45 minutos, foi me colocando a par da gravidade de seu estado de saúde. Objetivo, mas sempre afetuoso. Esse percurso me marcou para sempre como um dos piores momentos de minha vida, ou o pior, com tantas incertezas sobre a sua saúde ou mesmo a sua vida, Fernandinha.

Parecia que nunca iríamos chegar, minha filha. Mas contava com o apoio e a atenção do Tony. Um anjo da guarda.

Ele não resistiu à maldita pandemia. Por que eu não consegui ajudar o pessoal que cuidava do Tony a liberá-lo para a vida? Fui vê-lo na véspera de sua partida. Apesar de todos os aparatos, era o mesmo amigo com quem convivi por anos. Sua pele ainda estava dourada, como se estivesse bronzeado; a face era tranquila. Conversei com ele, pedi que ficasse conosco, rezei, aspergi água benta. Mas, infelizmente para nós, ele preferiu ir para junto de Deus; escolheu a vida espiritual. Talvez Deus o tenha chamado, por ele ser a pessoa que era.

Queria tanto saber como ele está agora... Peço a Deus que o conforte, que o tenha no paraíso que imaginamos, simbolicamente um lugar de paz. Que ele esteja sendo bem cuidado assim como você, filha, foi cuidada em sua estada no Samaritano – no Centro de Tratamento Intensivo, no apartamento, o tempo todo até sua alta para a nossa casa.

Sabe, minha filha, sentirei muita falta do Tony. Que saudade daquele sorriso aberto e do jeitão afetuoso me chamando de Buígues. Ao Tony agradeço muito, todos os dias.

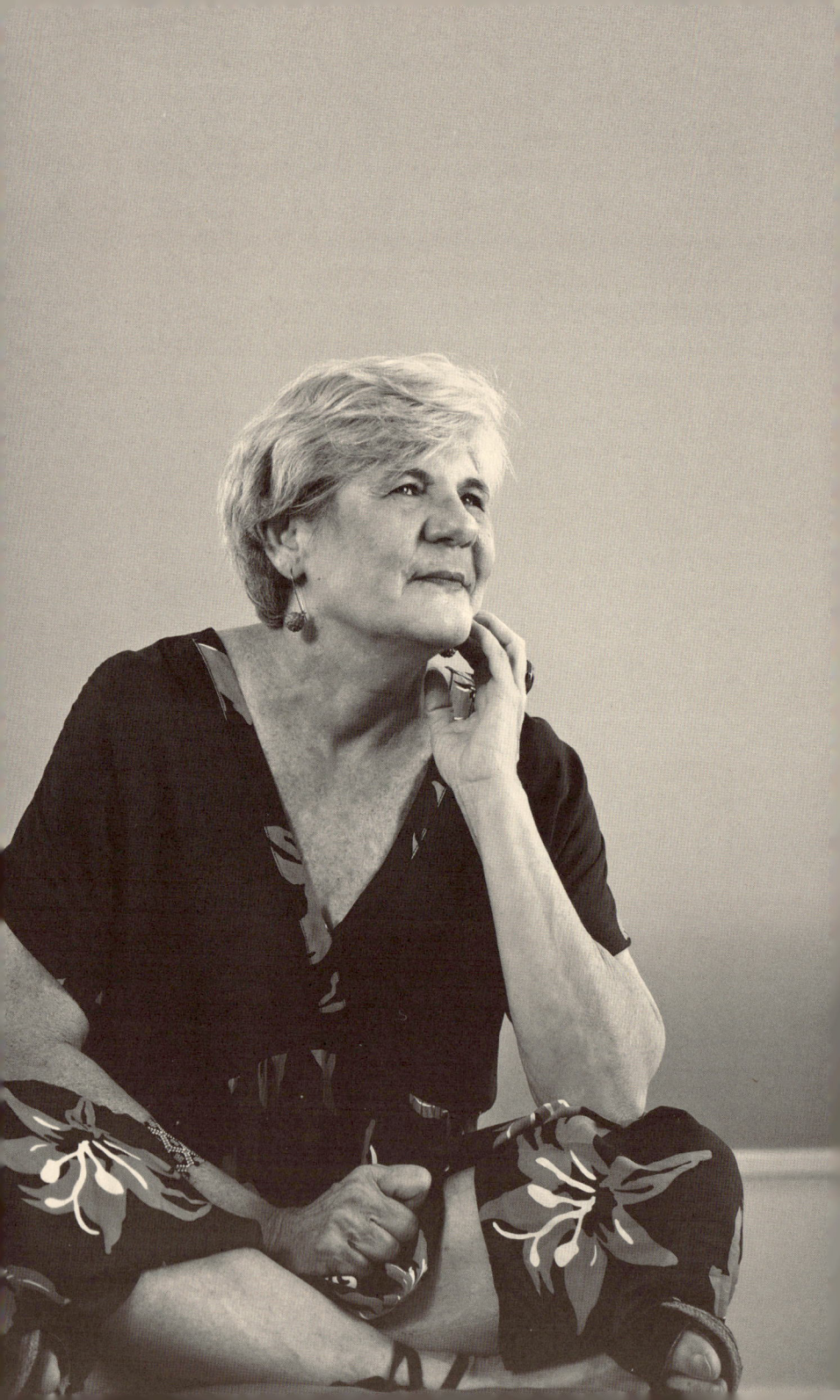

Diário do Manto

Luciana Medeiros

A luz das palavras

Dezembro de 2008. No avião, indo para a França, notei um calombo debaixo do queixo, à esquerda. Era grande, esquisito e não doía. Tentei não dar muita atenção. Afinal, caramba, eram férias. E podia ser dentário, podia ser uma glândula salivar, podia ser... Na volta, feita a biópsia cirúrgica, fui diagnosticada com linfoma não-Hodgkins.

Boa notícia: restrito ao local. Má notícia: o diabo do linfoma era de um subtipo raro, resiliente, recidivante. Linfoma das Células do Manto, dos linfócitos B, assim chamado porque se localiza na Zona do Manto do linfonodo que, como o manto da crosta terrestre, fica logo abaixo da superfície.

Uma primeira rodada de quimioterapia tradicional, de abril a outubro – protocolo R-CHOP, que atravessei muito bem –, bombardeou o bicho. Ia voltar? Tentei não pensar muito no assunto. Voltou em 2012.

Dessa vez, a indicação era o transplante de medula óssea, o TMO, um procedimento já cinquentão, que foi experimentado para diversos tipos de câncer, mas utilizado com sucesso nos casos hematológicos – leucemias e linfomas. Faz-se primeiro, sempre, o TMO autólogo, com as próprias células. Retira-se um punhado de células-tronco hematopoiéticas – que podem se transformar em qualquer célula do sistema imunológico –, congela-se, aplica-se uma quimioterapia brutal para eliminar a medula. É aí que se introduzem as células guardadas, para recolonização. Não sem riscos – um deles, o de ficar ao longo do processo sem sistema de defesa, zerada mesmo. Por isso, é realizada com o paciente em isolamento total.

Eu não tinha escondido de ninguém meu primeiro tratamento. Até exibi naquele período minha careca, embora com parcimônia. Dessa vez, a questão seria logística. Decidi fazer um blog relatando o dia a dia do tratamento. Assim, daria notícias a todos ao mesmo tempo. Seria uma ferramenta prática. Seguia o exemplo de Paulo Vianna, meu amigo tão próximo, que havia feito seu blog, Palimpsesto, no tratamento de câncer de garganta um tempo antes.

Ferramenta, sei... Ledo engano. Foi muito mais do que isso. Para mim, além da descoberta de um jeito novo de escrever (o que não é pouco), representou organização interna, ação curadora, objetividade de olhar, amansamento da ansiedade. Era, digamos assim, colocar a doença e o tratamento – medos, dúvidas, dores – do lado de fora. Quase exorcizar.

E, para minha alegria, o Diário virou porto seguro para muitos que buscavam na rede informação sobre o Manto. Chorei muitas vezes – de emoção – lendo que filhos desesperados finalmente conseguiram dormir ao descobrir o Diário; que alguém muito apavorado com o diagnóstico e até decidido a não se tratar havia mudado de ideia acompanhando meus posts; que solitários no tratamento encontravam companhia e conforto. Troquei informações, dei indicações, ouvi muito. Fiz amigos em penca.

As palavras do blog iluminaram o tratamento, mitigaram a dor, colocaram em perspectiva o que parecia borrado e desesperador. A narrativa que cura – ao menos, que consola, acalenta e dá esperanças.

É parte desse blog que reproduzo aqui – na verdade, comecei a escrever o Diário do Manto antes da internação no Hospital das Clínicas de Niterói para o transplante, na químio preparatória, e segui escrevendo depois. Mas fiz esse corte, o do isolamento. E o blog continua no ar, para quem quiser ler tudo.

De poesia, de amor e de sobressalto
20 de janeiro de 2013

A malinha tem pijamas (abertos na frente, por causa do cateter – tive que comprar dois, tipo short-camisa, de homem), escova de dentes e os etcéteras de higiene. E livros. Na outra sacola, laptop, carregadores, HDs externos. E mais livros.

Procuro a segurança das listas: itens relacionados, numerados e organizados, evoluindo disciplinadamente pela pauta do bloco. Óculos, pen drives, fones de ouvido. A jornada pode ser acidentada, mas vamos chegar lá, mesmo com lombadas e valas no caminho.

Já descobri (sem querer, adiantada) um oceano de carinho, escondido num livro que ganhei de presente

da Cris Valente – rimou. São post-its de muitos amigos. Era pra abrir somente no hospital. E as visitas, os recados, telefonemas, e-mails, Facebook, comentários, estou tãããão cercada.
Amanhã, instalada, dou notícias.

A cápsula – Dia 1
21 de janeiro de 2013

O quarto é pequeno e gélido: o ar-condicionado resolveu que vamos viver no clima do inverno europeu, e eu nem trouxe meu vison. O pessoal da manutenção ainda não entendeu a razão pela qual a temperatura teima em ficar abaixo do suportável e não consegue resolver a questão. A internet, bem instável e até agora fraquinha, já virou motivo de preocupação para a viciada aqui. Caiu de vez por mais de uma hora; o iPad e o iPhone não acharam a rede. Ó, céus. Mas o resto vai bem.

Cheguei muito cedo, trazida pela minha filha, Olivia, para os exames de sangue iniciais (vão determinar quantas células-tronco já estão circulando, depois de um fim de semana intenso com as aplicações de filgrastim) e para a bateria inicial de procedimentos – entre eles, conversas com a nutricionista e swab nasal e retal para apurar quais são as bactérias de estimação no corpinho aqui. O swab é um esfregaço, aquele cotonetão que todos os espectadores de "CSI" conhecem bem. O cronograma a seguir será determinado pelo resultado do exame de sangue, como explicou o Leandro, médico da equipe de hematologia no plantão da segunda-feira. Caso já haja população suficiente das hematopoiéticas, ainda hoje o cateter femoral (na virilha) será instalado, num procedimento com anestesia local e no quarto mesmo. E começará a aférese, filtragem do sangue, que pode durar um dia, dois ou três, dependendo do volume conseguido.

As janelas dão para o lado da Baía da Guanabara – vejo um prédio redondo, e o Palácio da Justiça. Mas não há chance de se debruçar ou mesmo de chegar perto do vidro: estranhamente, são janelas incrustadas num nicho profundo. Deve haver algum motivo, mas não deduzo – talvez seja algo ligado à filtragem do ar.

Aqui na cápsula, o tempo passa devagar, por enquanto.

Vai, Obamão!

Novo mandato de Barack Obama – cortejando os imigrantes que, em última análise, o elegeram... Diz "O Globo" que, em 30 anos, essa população será a maioria nos EUA, junto com os negros. É um fenomenal contraste com o estilo Wasp – White Anglo-Saxon Protestant, que reinou nos anos 1950, um pessoal que defendia seu *way of life* – na caricatura, aquele estilo das mulheres-robô, "Stepford wives", livro de Ira Levin, filmada duas vezes (o filme original é de 1975, protagonizado por Katharine Ross – de "Butch Cassidy e Sundance Kid"; a refilmagem de 2004 traz a Kidman, em tintas de paródia). Enfim, melhor um mundo plural e versátil. E Obama continua um charme.

A colheita e o chilique
22 de janeiro de 2013

O frio melhorou, finalmente, na cápsula niteroiense. Mas a internet... nada. Depois que eu postei aquela primeira impressão, caiu tudo e não houve santo, choro nem ranger de dentes que mobilizasse alguém pelo retorno da conexão. As lamúrias de hoje foram bem-humoradas, mas amanhã terei um chilique.

Há muitas aventuras a contar, amiguinhos. Células-tronco em profusão foram encontradas no exame de sangue (20 milhões/mm^3) – além de excelente número de plaquetas, oba.

O cateter foi colocado na veia femoral numa microcirurgia rápida (incomoda mais do que dói); quase em seguida, as moças da hematologia entraram no quarto escoltando uma máquina colossal, a centrífuga que separa plasma e células-tronco para a infusão posterior à quimioterapia. O plasma – um líquido amarelo opaco – é colhido, aliás, para que as células fiquem num ambiente "agradável", termo usado pelas moças. O sangue sai do cateter, entra na máquina, circula e retorna ao corpo, como numa diálise. A diferença é que não se trata de filtragem, mas de separação de componentes. Controle estrito das enfermeiras para cercar possíveis reações e bolsa de eletrólitos contrabalançando a espoliação do sangue. São 211 minutos exatos, marcados no contador digital, quase quatro horas.

Amanhã saberemos se a coleta deu conta ou se haverá outra sessão com a vampira. Caso o material seja suficiente em quantidade e qualidade, congelam a bolsa. Aí, cateter femoral fora, cateter na subclávia dentro (outra microcirurgia), e provavelmente quimioterapia no dia seguinte.

O cateter na virilha é, cientificamente falando, um verdadeiro pé no saco. A perna tem que ficar esticada direto, aí a lombar reclama... chato, mas administrável.

Quanto ao resto do mundo tal como o conhecemos, não sei de nada. Já contei que estou sem internet?

Cateter *out*, cateter *in* – ainda dia 2
22 de janeiro de 2013

A notícia é que temos suficientes células-tronco para a infusão posterior à quimio, 2,34 milhões/mm³. As plaquetas nem caíram tanto, menos do que os 50% que normalmente se perdem na aférese.

O cateter femoral saiu e vem a instalação do cateter na subclávia ou na jugular, para a quimioterapia de megadose, o protocolo Beam, que dura quatro dias. A ver. O tratamento pretende atingir o linfoma em todos os cantinhos onde possa estar escondido. As células da medula que foram retiradas e que depois serão recolocadas, restaurando tudo, são a medida de recuperação, já que a medicação passa deixando terra arrasada no organismo.

Modemmodemmodem aaaaaaaaahhhh

Meu irmão chegou com a salvação da lavoura: *modem* portátil. E ainda vai deixar o iPad comigo, já que os jornais não podem entrar aqui ("são muito sujos", disse a enfermeira). Mas às vezes o *modem* não deixa abrir o blog, e muito menos os comentários. Portanto, amores, meus comentaristas, se eu demorar a responder aos comentários, é coisa técnica. Mas estou lendo.

No trem da segunda fase
23 de janeiro de 2013

Em boa parte da minha infância, viajei de trem. A estação de partida era a Leopoldina, ainda em tempos de luxo e movimento, com jeito de Grand Central carioca. O trem era puxado por uma locomotiva vermelha; por isso, o apelido do comboio era Cacique. O destino final: Muqui, cidadezinha escondida na serra capixaba, importante centro cafeeiro no início do século XX e que até o fim dos anos 1960 mantinha um excelente colégio fundado três décadas antes – a princípio, internato que recebia alunos de todo o Brasil, tamanha a fama. Nos anos 1950, passou para as mãos dos padres agostinianos e foi incorporado à rede estadual – e decaindo, é claro. Hoje não existe mais.

São muitas as histórias daquela cidade que acabou encolhendo. O colégio e o comércio florescente, nos anos 1940, foram as razões da mudança da família Medeiros Merchid para lá, vinda de Caravelas, na Bahia. Minha mãe, Maria d'Ajuda, a filha mais velha do libanês-druso Wady e de Carolina, e os irmãos Azisa e Benedito (ainda viriam as caçulas Wady e Rita) se estabeleceram em Muqui. E eu, primogênita da primogênita, fiz a primeira das muitas e inesquecíveis viagens para a cidade aos 3 meses de idade. No Cacique.

E que catzo é esse de falar em ferrovia numa hora dessas? É que, à noite, o silêncio na ala de isolamento aqui do hospital não é completo. Mas ontem consegui deixar de me incomodar com o ruído permanente das máquinas de filtragem do ar, uma espécie de ronco baixo. Lembrei que o molejo e o barulho das rodas do Cacique embalavam a gente na viagem que durava, na melhor das hipóteses, mais de 12 horas – não era raro que um descarrilamento estendesse a jornada. "Sabendo disso, a gente levava um farnel reforçado", conta minha tia Azisa, que assumiu seu posto de acompanhante no hospital nesta manhã de quarta-feira. "Frango assado, pão francês, laranja, pastel, quibe, banana e muita água, em pesadas garrafas de vidro, porque às vezes o trem parava num lugar ermo e faltava até o que beber".

O ruído do trem atravessando a noite e passando por Casimiro de Abreu, Silva Jardim, Campos, Bom Jesus de Itabapoana, Mimoso, Muqui era assim, uma onda, um balanço hipnótico. Dormi aconchegada pela lembrança e foi doce.

Ai, meu pescocim – Dia 3
23 de janeiro de 2013

E o cateter foi na jugular, a veia do Drrrrrácula, não na subclávia. Pendurado no pescocinho, agora nas primeiras horas, dói porque pesa – é um conjunto de cânulas. Mas vai melhorar, dizem as moças da enfermagem. Medicamentos prévios da químio já começaram a ser infundidos: cortisona, antiemético e antifúngico. E Lasix. Muito soro entra, os rins precisam funcionar bem. Tudo o que eu bebo tem que ser anotado e – acreditem – a urina tem que ser medida. Xixi no banheiro, mas numa comadre para a enfermagem checar se a circulação de líquidos está correta. Ugh.

Primeira químio – Dia 4
24 de janeiro de 2013

E lá se foi o BCNU, primeiro dos quatro medicamentos do protocolo Beam. Correu em menos de três horas; a bolsa vem embrulhadinha num plástico laranja, com cânula – tecnicamente, o equipo, nome oficial do caninho com regulagem – da mesma tonalidade. Esqueci de ver a cor do medicamento em si, mas, quando as bolsas estão cobertas, é sinal de que a solução é fotossensível. Há também a recomendação para o preparo em frascos de vidro, e não de plástico.

Este primeiro remédio é conhecido como carmustine ou carmustina, e as letrinhas se refere à composição química (ß-bis-chloroethylnitrosourea); é um agente alquilante, uma das classes de medicamentos neoplásicos que afetam o DNA. Explicando muito basicamente: alteram ou evitam a duplicação celular. Da mesma classe é o "M" do meu atual protocolo, o melfalano, e também a cisplatina, que foi o primeiro quimioterápico anticâncer desenvolvido na História, como aprendi no livro de Siddhartha Mukherjee, "O imperador de todos os males".

A origem desses medicamentos está no gás mostarda, arma química criada em 1916 e usada pelos alemães e pelos ingleses no fim da Primeira Guerra Mundial, e também em batalhas militares na Etiópia, em 1936. Li que, mais recentemente, na década de 1980, forças do Iraque usaram o gás para matar cinco mil curdos na guerra contra o Irã. Pavor.

Nem queiram saber o que provoca – horríveis efeitos e, só para dar uma ideia, a morte em cinco minutos se houver exposição intensa. As descobertas dos medicamentos que hoje me beneficiam foram feitas através do sofrimento dos soldados atingidos lá nas guerras. Quando sobreviviam, apresentavam efeitos mutagênicos e carcinogênicos – hipoplasia medular e linfoide, ou seja, diminuição de leucócitos no sistema linfático e na medula óssea –, o que levou ao seu uso no tratamento dos linfomas malignos. A publicação dos primeiros estudos, voltados para a leucemia em crianças, se deu em 1946. Foi o início da quimioterapia neoplásica.

E agora vamos ao que interessa: efeitos colaterais. Previstos taquicardia e rubor na face (e na careca, é claro) e alguma falta de ar. Tive os três, mas com tranquilidade, tudo suportável, e ainda uma dorzinha de cabeça, provavelmente resultado da vasodilatação. Nada até agora de náusea nem vômitos, parte do cardápio possível e indesejado, mas o período sensível ainda está correndo.

Garota-interrogação – Dia 5
25 de janeiro de 2013

Hoje é dia de citarabina, que corre em uma hora e acaba de chegar, e de etoposídeo, que vem num frascalhão – é dos grandes, muito soro.

Por quê? Que medicamento é esse? Quando eu vou tomar de novo? Quais os objetivos, os efeitos imediatos, os efeitos posteriores? O andar está cheio? O que é esse ruído que não para? A equipe de médicos e de enfermeiros já deve estar se acostumando com a minha perguntação eterna. Faz parte dos direitos do paciente, aliás, o recebimento de todas as informações solicitadas. Processar os fatos me acalma, me localiza e, em última análise, me cura também.

Mais tarde eu volto com as novidades do dia 2 da quimio (e dia 5 de internação). Essa introdução foi a abertura das portas humildes do Diário do Manto para uma participação especialíssima: a de Paulo Vianna, o mestre do Palimpsesto, que dá a honra da sua presença falando da sua igualmente sedenta busca de informação.

Adrede, by Paulo Vianna:

Nada do que eu sei hoje me ajuda a entender por que hei de vencer — ou não — essa absurda batalha contra um conjunto de células que insistem em se desorganizar dentro do meu corpo. Confio cegamente nas substâncias que pingam nas minhas veias e no bom senso dos especialistas. E atravesso dias deitado num leito de hospital, vendo gotinhas e mais gotinhas passearem por tubos e mais tubos antes de atingirem a minha corrente sanguínea para fazer o seu papel, que é brigar com esses inimigos íntimos, ferozes. Leio, embevecido mesmo, os manuais de oncologia mais cabeludos, estatísticas, pesquisas, levantamentos realizados por médicos do mundo todo e descubro que sou tratado pelo que há de mais moderno e tecnológico no mercado. Sou um homem

feliz, portanto, devo concluir. Pelo menos nisso.
A linguagem desses textos é fascinante e obedece a um rigorosíssimo procedimento científico de checagem e rechecagem constantes. "...caso haja margens positivas ou invasão extranodal, sugere-se tratamento adjuvante com reirradiação associada à cisplatina na dose de 100 mg/m^2, nos D1, D22 e D43, ou, de preferência, 30 mg/m^2 EV semanalmente. Em casos selecionados em que a cirurgia não seja factível, favorecemos a reirradiação conformacional hiperfracionada... recomendamos estadiamento com PET-TC...".
Alguém já ouviu a palavra "estadiamento" fora desse contexto? Ou "reirradiação conformacional hiperfracionada"? "Invasão extranodal"? São pérolas conceituais que preenchem a literatura oncológica da internet. Sobretudo quando nada do que é dito pode ser aplicado ao nosso caso. Não posso ser tratado com cirurgia nem com a supracitada reirradiação conformacional hiperfracionada, o que me passa a sensação de ser esta uma literatura surreal, que trata dos outros, não de mim. Nada incomum. A oncologia é tão específica, quase pessoal, que quase tudo que se lê tem um sabor de especificidade e deslocamento.
Mas é claro — eu não sou médico; sou apenas um paciente muito paciente, que gosta de ler e, eventualmente, escrever sobre este momento. Isso incomoda um pouco os médicos, mas eu os relevo: eles estudam com tanto afinco durante tantos anos que deve ser difícil mesmo aguentar um diletante que faz da oncologia um hobby.
As pessoas se diferenciam umas das outras pela linguagem que usam para se comunicar. Se, a certa altura, faço uso de

um advérbio raro, como, por exemplo, "adrede", quero dizer alguma coisa com isso, além do sentido do advérbio em si; quero me dirigir a uma determinada plateia, àquela que entende o sentido de "adrede" e o contexto de usá-lo num determinado texto. Pois comparo o meu pobre "adrede" à "reirradiação conformacional hiperfracionada" dos oncologistas. Felizmente trabalhamos, nós e eles, sob o magistral edifício da língua portuguesa, que contempla as duas especializações, sem conflito algum. Se bobear, algum oncologista já escreveu que deixaria, adrede preparado, um esquema de reirradiação conformacional hiperfracionada para seu paciente.

Dia 6 – Pensando com Michael J. Fox
26 de janeiro de 2013

Quando chega o enfermeiro com uma bolsa de medicamento, lembro que estou na ponta final de um processo que começa geralmente em pesquisa solitária e termina na aplicação terapêutica – também solitária, no corpo da gente, único e intransferível. E, no meio, intrincados caminhos, pelos quais passam (muito) dinheiro, política e às vezes também a mobilização social.

Li há pouco "A lucky man", biografia de Michael J. Fox, o ator que, em 1985, encarnou o destemido Martin McFly e dirigiu a máquina do tempo na forma do carro DeLorean, no filme "De volta para o futuro". Ele se descobriu portador da doença de Parkinson com apenas 30 anos, em 1990. No auge da carreira, estrelando o seriado "Spin city" (1996-2001), o canadense tentava esconder do público e do show business a doença e sua progressão, apostando em medicação e cirurgia. Quando decidiu sair desse armário, em 1998, viu que estava também assumindo uma luta social, em prol dos investimentos em pesquisas, inevitavelmente se transformando em símbolo e liderança do grupo que passou a representar.

Em determinado ponto do livro, ele traça uma comparação, colocando lado a lado o *lobby* dos doentes de Parkinson e o do grupo que, segundo ele, mais poderosamente mobilizou a opinião pública: os militantes pelas pesquisas pró-cura da aids.

Um trechinho: "Provavelmente o movimento de maior sucesso ao exigir ação do governo para o investimento na cura de uma doença, os ativistas da aids têm sua voz mais forte na comunidade gay. Pelo fato de que uma grande parte dos infectados é formada por gente jovem, criativa, vital e influente, são capazes de se mobilizar rápida e estrategicamente em apoio à causa. (...) Por outro lado, a doença de Parkinson avança lentamente, ao menos nos estágios iniciais, e o doente simplesmente não olha em volta até a hora em que bate com a cara na parede. A urgência imposta pela aids – uma verdadeira sentença de morte nos primeiros tempos – fazia com que o movimento se organizasse, planejando sua sucessão, numa brilhante e eficiente resposta a uma crise devastadora".

Essa pensata do Fox é apenas uma pontinha do gigantesco iceberg – o da luta política e econômica que se desenrola no cenário internacional das pesquisas médicas. Isso se vê principalmente no palco norte-americano, no qual são investidos bilhões de dólares no desenvolvimento de novos medicamentos e de terapias. As mobilizações de doentes e famílias reivindicando atenção e fundos para suas questões específicas estão no meio disso tudo.

O dinheiro investido na lógica do mercado, claro, deve retornar em lucros tilintantes e as mobilizações precisam render poder, votos e apoio na seara política. Mas, para quem está nas pontas extremas, tudo começa e acaba no pessoal e intransferível: antes de cada remédio existir, na cabeça dos cientistas, e no objetivo final, quando é plugada no meu cateter.

Michael J. Fox, aquele garoto que ia e vinha no tempo, carregou sua condição de doente de Parkinson para os personagens. O advogado que ele interpreta em "The good wife" foi um presentão na série dos irmãos Scott.

* * *

Hoje mais químio, ainda na duplinha citarabina & etoposídeo; a disposição caiu um pouco. Sono aumentando e apetite sumindo – tudo previsto. A queda do sistema imunológico já começou e a curva vai ser mais pronunciada semana que vem. Estamos a caminho.

Dia 7
27 de janeiro de 2013

Domingo cinza, de troca de guarda na companhia hospitalar e de tragédia nacional – a garotada morta na boate que pegou fogo, no Rio Grande do Sul. Sem intercorrências por aqui, ainda bem, mas o dia está plasmado na tristeza. Amanhã começa a semana 2, dia 8 do tratamento. A infusão das células-tronco está prevista para quarta-feira, 30 de janeiro, depois de seis dias de químio.

O paladar e a tristeza – Dia 8
28 de janeiro de 2013

O paladar, essa combinação de sabor e aroma detectada pelas papilas gustativas e pelo palato (o céu da boca), alegria da vida para os gulosos e gurmês, dá sinais de enfraquecimento aqui na cápsula. É uma perda, sem dúvida, mesmo para quem teve na comida, ao longo da vida, mais uma questão do que um prazer, como eu.

O abatimento um pouco maior, na manhã de hoje, tem motivos orgânicos e circunstanciais. Entrando nos dois últimos dias da quimioterapia de megadoses, a resistência física cai de verdade – e isso inclui o ânimo emocional. Sem náusea, aleluia, mas também com o corpo mais alquebrado, um pouquinho trêmula, sono mais acachapante durante o dia.

Faz uma semana que cheguei aqui e entrei na cápsula bege, acompanhada pela equipe rotativa de médico e enfermeiras e pela família se revezando. Além da queda física – uma sensação que também abate emocionalmente –, o domingo da tragédia, da boate Kiss, pesou demais. Cora Rónai me chama a atenção para o texto de Fabrício Carpinejar replicado pelo "O Globo", onde ele chora frase a frase e diz: "Morri porque tenho uma filha adolescente que demora a voltar para casa". Minha filha, que está na faixa de idade dos rapazes e moças que morreram, dormiu no sofazinho de acompanhante e nesses dias vai ser a guardiã dessa viagem de amor e de cura. Choro eu também, pensando nos perigos desta vida – mães e suas imaginações fervilhantes – e nos sobressaltos deste momento para ela, em especial, ao meu lado. Vai passar.

No balanço (hídrico) das horas
28 de janeiro de 2013

As três bombas montadas no suporte de soro emitem um ronco suave e, quando desconectadas do cabo de energia, apitam feito índio de carnaval, avisando que operam em bateria. O *piripiri pipipipipipipi* acontece seguidamente. Com litros e litros de soro e medicamentos incessantemente entrando pelo cateter, preciso ir ao banheiro a toda hora, carregando todo o aparato. E cumprir o rito do balanço hídrico – anoto tudo o que bebo, xixi na comadre que vai para o recipiente, para que o funcionamento dos rins seja avaliado. Lá vou eu carregando o estandarte, 20 vezes por dia, rumo ao balanço das horas hídricas.

Até que o trajeto dá um ritmo ao dia. Já decidi também estabelecer uma rotina mais ou menos ajustada de degustação de livros e filmes, para criar sentido, algum que seja, ao tempo coagulado por aqui; uma âncora, qualquer que seja. Olhem, e funciona.

(Estou economizando loucamente os episódios de "Downton Abbey". Os ingleses ganharam ontem o Screen Actor's Guild, o prêmio do Sindicato dos Atores, como melhor elenco de série dramática, desbancando seriados americanos como "Homeland" e "Breaking bad").

* * *

Hoje corre o penúltimo frascão de químio na madrugada, de citarabina. A última dose vem amanhã, terça, e com esquema de entrega precisa e exata ao hospital. A droga se chama melfalano, e tem que chegar num timing exato, para ser aplicada imediatamente – ou corre risco de precipitação. Uma substância tão poderosa quanto instável.

Sincronizando os relógios
29 de janeiro de 2013

E foi marcada a infusão. É amanhã, quarta-feira, às 9h30, que as células-tronco retiradas há nove dias voltam para o meu organismo. São aparentemente duas bolsas pequeninas, de 100ml cada. Não se espera nenhuma reação física imediata na infusão em si. É o momento em que se inicia a última fase, o chamado Dia Zero e o começo de aplasia da medula, com suas possíveis reações de maior cansaço e possibilidade de infecção.

Dia Zero – Com a ajuda da torcida
30 de janeiro de 2013

Infusão terminada perto de meio-dia, carregando toda sua carga concreta – as células armazenadas – e a simbólica, a da recolonização do sistema imunológico. Na parte prática, não acontece quase nada, tirando o tédio ainda maior por ficar imobilizada.

As duas bolsas de células chegam congeladas a menos 80º C e, no quarto, são reativadas para a temperatura próxima do organismo. Aí são duas horas quieta, monitorada, com equipes médica e de enfermagem em clima de simpatia. Células comportadíssimas, em alas bem-organizadas, um pequenino carnaval vermelho na manhã de quarta-feira. Agora o processo toma o rumo final: leucócitos ainda circulantes somem nos próximos dias e, depois da aplasia instalada, a medula nova funciona e taxas voltam a subir. E será a hora de partir.

Dia 1 – Pós-infusão
31 de janeiro de 2013

Com a queda das forças do organismo, todo o circuito amolece, perde definição, desalavanca a vontade e o desejo. Desconecta o fluxo, enfim, me rouba de mim mesma.

Já começa a ficar mais difícil realizar algumas pequenas proezas, como tomar banho sem ser em câmera lenta, muito lenta. O banho, em si, momento clímax da manhã hospitalar, leva horas, com proteção de curativos, troca de roupa e de lençóis. Observo a energia do meu corpo escoando, física e mentalmente – sempre dentro do esperado. Paciência. Como é bela a inconsciência do bom funcionamento diário do corpo – momentos incríveis como o de pegar o elevador e chegar à calçada de casa, ou preparar eu mesma um café na cozinha, glória das glórias!

Mas tudo, tudo mesmo, dentro das expectativas.

* * *

Lendo "O lado bom da vida", livro-pipoca de Matthew Quick que deu origem ao filme em evidência nas listas de Oscar (obrigada, Mànya!). A crítica do "Globo" para o filme – de André Miranda e Rodrigo Fonseca – se dividiu.

O personagem está confinado no desmantelamento de

sua saúde mental, e vai tentando encontrar caminhos na volta para casa dos pais depois de uma longa internação. Muito norte-americano, muito disfuncional, dolorido nas ausências de sentido e nas explosões de descontrole. E na profunda solidão.

Talvez seja o oposto visceral da série de TV "Downton Abbey", onde a nobre família britânica Grantham circula, lá no início do século XX, obedecendo a uma infinita miríade de regras, comportamentos e rituais que lhes servem de rede, evitando o mergulho numa desordem ameaçadora. É perceptível nesse início da temporada três, no confronto das personagens das grandes damas Maggie Smith e Shirley McLaine, britânica e norte-americanamente apresentando seus pontos de vista. Delícia.

Dia da aplasia
4 de fevereiro de 2013

Falhei miseravelmente em atualizar o Diário do Manto. A energia foi pra baixo de zero. A boa notícia é que a partir de hoje as coisas estão a zero de verdade. E daqui só pra cima.

Diário retroativo
5 de fevereiro de 2013

Primeiro, vai sumindo o impulso para o movimento. Na sexta-feira, o ritmo caiu para um cansaço total. Depois, é o próprio desejo de movimento que desaparece, uma resignação à imobilidade. Não se trata de tristeza nem depressão: só não existe alternativa. Nem interesse em alternativa, ou possibilidade longínqua de considerar. Estaria tudo mais ou menos em paz se nesse mesmo dia não tivesse sido instalado na minha barriga um tubo digestivo novinho, feito de caixote de feira: no quesito digestão, tudo ficou doloroso, contraído e áspero. Mucosite, a esperada infecção das mucosas, que se manifestou na área do esôfago. Manobras medicamentosas foram contornando.

Mas no sábado, dia de aniversário com direito a tantas manifestações de amor, o colchão de imobilidade só cresceu e afundou. Umas colheradas de sopa foram o máximo de interação cultural, emocional e intelectual a que cheguei.

Ontem, segunda, senti que alguma coisa estava começando a mudar. As notícias médicas são de que o processo vai melhor do que a encomenda, e hoje, terça, recebo a primeira transfusão de plaquetas, no monitoramento da pegada da medula. A equipe médica está de olho em febre – alerta geral, para imediata cultura e combate a qualquer infecção.

E o caixote de feira saiu do estômago!

Dia 8 – Pós-infusão
6 de fevereiro de 2013

Em uma das encarnações da minha história antiga, quando eu era cantora profissional, fui chamada uma vez para, digamos, interpretar um jingle para uma companhia farmacêutica. O compositor era Antônio Adolfo e a peça publicitária se destinava, na verdade, a uma convenção interna do laboratório, não ao grande público. Nada de Sonrisal, Melhoral ou Rhum Creosotado (dã). Ou seja, a letra do jingle ultrapassava o incompreensível na sopa de letrinhas, do tipo "chegou o Aparoxilonil, o transcendente bolenético mais moderno entre os recombinadores de Metagamaplus!". E isso entre cordas românticas, com um tom empolgado. Não precisa dizer que foi uma diversão gravar aquilo. E uma vitória, afinal, da interpretação abstrata de jingles.

O cardápio de medicamentos do transplante é longo. Os antieméticos, que evitam o enjoo, são fortemente administrados na primeira fase – com direito ao super-remédio Emend, mais a cortisona, e o Zofran, a ondansetrona, que permanece até o final. Antifúngicos e antibióticos profiláticos, também direto. Isso se soma aos medicamentos habituais de cada um, como os de tireoide, e aos eventuais, como antialérgicos específicos, no caso da necessidade de transfusão. Isso se não houver febre, infecção, diarreia, dor, broncoespasmo (ó eu aí), insônia, em que entram os medicamentos caso a caso. Mucosite é comum, então tem Buscopan e Mylanta.

E ainda retorna o Granulokine, o estimulante da medula, na hora certa. Ou seja, a lista é colossal, e fico de boca aberta com a capacidade de gerenciamento de tantas substâncias – a capacidade dos médicos de lidar com os quebra-cabeças de efeitos combinados e a resistência do corpo da gente, processando feito uma usina tudo isso.

* * *

A minha veia revolucionária, aquariana e anarquista estava demorando a se manifestar. Mas comecei a organizar um protesto dos pacientes do transplante, marchando pelo corredor com nossas bombas de soro. "Por DOIS saquinhos de sal na bandeja do almoço!".

Fever!
7 de fevereiro de 2013

...em vez da percussão e do contrabaixo sexy secundando a loura Peggy Lee, coleta de sangue para cultura e imediato início de antibiótico intravenoso. Ontem, ela – a febre – apareceu. É esperada e acontece em dois terços dos transplantes. Normalíssimo, tudo dentro da receita para uma medula nova.

Mas acordei particularmente cansada.

Tambores rufando, pessoal
8 de fevereiro de 2013

Todo dia, um dos médicos da equipe de transplante chefiada por Ricardo Bigni passa aqui na cápsula. Há uma única mulher – Anuschka – e a rapaziada inclui Daniel, Carlos, Antonio, Marcio e Leandro. Eles são bem diferentes entre si, uns fazendo o estilo animadão, outros de jeito mais sério – e muito parecidos na atenção ao paciente, numa completa afinação.

Pois coube ao animadão Leandro – que às vezes aparece aqui com seu uniforme dos Bombeiros – dar a boa notícia hoje cedo. Nas taxas do sangue colhido, leucócitos se multiplicam e as plaquetas sobem. A medula pegou e agora é questão de poucos dias para a alta. Talvez dois, ele arriscou. Vai depender da curva de crescimento dos neutrófilos, que é um tipo específico de leucócito, uma sintonia fina do sistema de defesa. E mais não arrisco para não falar bobagem.

Sair do hospital? Ainda não processei direito a notícia: vou poder andar sem as bombas de soro? Fazer xixi despreocupada do balanço hídrico? Tomar banho debaixo do chuveiro, com a água caindo morna na cabeça? Ver gente sem uniforme branco? Tenho a impressão de que tudo isso acontecia há muito tempo, em uma galáxia distante, mas sei que me acostumarei com a liberdade muito depressa.

Leandro disse também que o período extemporâneo de prostração que experimentei ontem pode estar associado à pega da medula – na minha fantasia, algo, talvez, como um direcionamento das forças do organismo para esse tranco de recomeço.

* * *

Assisti ontem ao piloto da série "The americans", produção da Fox que traz um casal de espiões russos infiltrados na comunidade de Washington, DC., na virada dos anos 1980 – bem o início da chamada Segunda Guerra Fria, após a distensão. O pesadelo da Era Reagan começava, espiões se remobilizavam e o casal, plantado na vidinha comum dos americanos há mais de dez anos, volta a campo. Matthew Rhys, o irmão gay de "Brothers and sisters", interpreta Philip Jennings, casado com Elizabeth Jennings, vivida por Keri Russell, de "Felicity" e "Waitress". Eles têm dois filhos, vão à igreja, sacodem bandeirinhas nas paradas cívicas, pescam informações em bares e travesseiros, extraem segredos de estado, matam traidores, deciframos códigos. É um tempo sem internet e sem celulares, com um tom amarelado de medo predominando inclusive na fotografia.

No livro "O imperador de todos os males" eu havia lido: no passo da História, a sociedade elege suas doenças da vez e as reinterpreta com novos significados. Aliás, foi em 1981, ano em que a série se inicia, que morreu o paciente zero de aids – e outro capítulo dessa sociologia das doenças começaria.

O ano novo
9 de fevereiro de 2013

Nessa virada de sábado para domingo comemora-se na China a entrada do novo ano. Como diz a Wikipédia, o calendário chinês é "lunisolar, considerando tanto as fases da lua como a posição do sol. O ano novo chinês começa na noite da lua nova mais próxima do dia em que o sol passa pelo décimo quinto grau de Aquário". Este ano de 2013 é o da Serpente, sexto dos 12 animais que teriam atendido ao chamado de Buda. Dos 12, apenas um é mitológico – o Dragão, regente do ano que acaba.

Se para nós, ocidentais, a cobra carrega significados ambíguos – pode ser o mal, pode representar a sabedoria como no símbolo da medicina, o bastão de Esculápio –, para os chineses é um símbolo de sorte, embora cercada de reflexão e calma, na paciência e na estratégia.

O extraordinário Bob Fosse foi a serpente do filme "O Pequeno Príncipe", de 1974, dirigido por ninguém menos que Stanley "Cantando na chuva" Donen. "Snake in the grass", o número que muitos consideram o precursor do *moonwalk* de

Michael Jackson, traz Fosse como a cobra que oferece seus serviços de transporte ao principezinho perdido – "é quase indolor; uma picada é suficiente para fazê-lo feliz e livre".

Hoje cedo, o hematologista Daniel me confirmou: há chances do meu ano novo começar amanhã, junto com o ano da Serpente. Vai depender da subida das plaquetas, porque as outras taxas já alcançaram patamar de alta. Não, ainda não sei o que vou fazer primeiro quando chegar em casa. E, sim, já estamos preparando o ambiente para receber a pessoa-de-medula-zerada que sou. Conto tudo em breve.

486 horas depois...
10 de fevereiro de 2013

...tendo processado oceanos de soro, medicamentos, quimioterapia, sustentada pelo afeto indispensável e inacreditável do irmão – mais do que irmão e que médico, um protetor de asas enormes –, da filha firme, tia, tio e amigos, neste domingo estou saindo do Hospital das Clínicas de Niterói, onde fui excepcionalmente bem tratada. Sem palavras. Ou melhor, palavras mais tarde. Evoé, Momo!

Quatro joelhos com Fanta Uva
10 de fevereiro de 2013

Esta quem contou foi Daniel Mercante, o hematologista que me libertou há poucas horas do casulo. De alta após um mês de tratamento pesado contra a leucemia, o paciente – que era, aliás, médico – não teve dúvidas. Vestiu a roupa, atravessou a rua, entrou no primeiro boteco e pediu a refeição: quatro – eu disse QUATRO – joelhos e uma Fanta Uva. "Mais tarde me ligou sem entender por que estava passando mal", riu Daniel.

A conversa havia começado, claro, em torno de alimentação pós-transplante, em que mais uma vez vale a regra: bom senso e muita higiene. Alimentos crus ainda estão proibidos por um tempo, com exceção de frutas com casca, muito bem lavadas (e comidas sem a casca); os lindamente fedorentos fungos verdes do queijo gorgonzola ficam fora, mas uma pizza eventual até cai bem, e assim por diante.

Mais tarde, uma das nutricionistas veio reforçar e detalhar a conversa. E aí vale uma menção ao trabalho das moças no CHN – Priscilla Pereira, Valéria Cascardo e a estagiária Keli. Esse time ligado ao transplante de medula óssea trabalha muito, e intensamente, tentando contornar as intercorrências do tratamento no quesito alimentação – e são muitas. Enjoos e vômitos, claro, mas ainda mucosite, a própria falta de paladar, diarreia, a prostração que tira o apetite, boca seca. Todos os dias elas percorrem os quartos sugerindo, adaptando ou modificando cardápios. Eu não posso reclamar de nada, muito pelo contrário: a comida era sempre ótima, dentro das possibilidades. Tomei sopas deliciosas. As refeições dos acompanhantes também vinham no capricho, contaram-me Olivia, minha tia, meu tio.

Posso entender perfeitamente a aflição do moço que devorou joelhos: mesmo com refeições balanceadas e saborosas, 20 dias sem a alimentação habitual sacodem a identidade. Mas salgadinho no boteco não dá. Enfim, minha primeira refeição em casa? Suco de tangerina – de caixa – e um queijo quente no pão integral. Nham.

"Suas definições de vírus foram atualizadas"
11 de fevereiro de 2013

É isso mesmo, bem como diz o Avast. Com a medula nova, novinha, meu corpo perdeu a memória imunológica. Isso significa que todas as vacinas tomadas na infância e ao longo da vida – incluindo hepatite, tétano, tríplice, pólio – terão que ser reinoculadas, numa programação que ainda vou receber. Um bebezinho, é exatamente o que eu sou nesse sentido; em termos comparativos, estou até mais desprotegida do que o bebê, que nasce carregando em parte as defesas maternas. Eu estou zeradinha da silva, por isso todos os cuidados pós-transplante.

A segunda-feira carnavalesca vai bem, na minha bolha relativizada e caseira. Lentilhas, cuscuz marroquino, sopinha, cuidados – caminhar dez passos, do quarto à sala, ainda cansa muito, o banho de chuveiro implica um periodozinho de imobilidade. Mas, ó, céus, que maravilha estar aqui.

* * *

Consulta médica: tudo vai nos conformes, exames de sangue mostrando a medula nova funcionando. Comida toda liberada (os alimentos crus ainda estavam proibidos), mas as restrições a locais públicos, cheios – restaurantes, cinemas etc – ainda permanecem, pelo menos até a próxima consulta, daqui a um mês.

Da mesma forma, permanece o veto ao exercício físico e à proximidade de qualquer pessoa resfriada, gripada, com tosse, nó nas tripas, espinhela caída e quejandos. Os gatos permanecem exilados do quarto. O antibiótico vai ficar por muito tempo: pode ser que tome Bactrim por um ano. Sol é outra proibição. Mas posso dar uma saidinha ou outra, até a esquina, uha!

Quando poderei viajar? Ó, senhor. Só vou saber no próximo capítulo. Daqui a dois meses ou pouco mais, farei um PET Scan para documentar o tratamento – PET (Positron Emission Tomography) é a tomografia com glicose e contraste de flúor radioativado, que mapeia as captações de células malignas.

Já dá pra ficar bem feliz. Amanhã vou aos Correios – audaciosamente indo aonde nenhum transplantado aqui em casa jamais esteve!

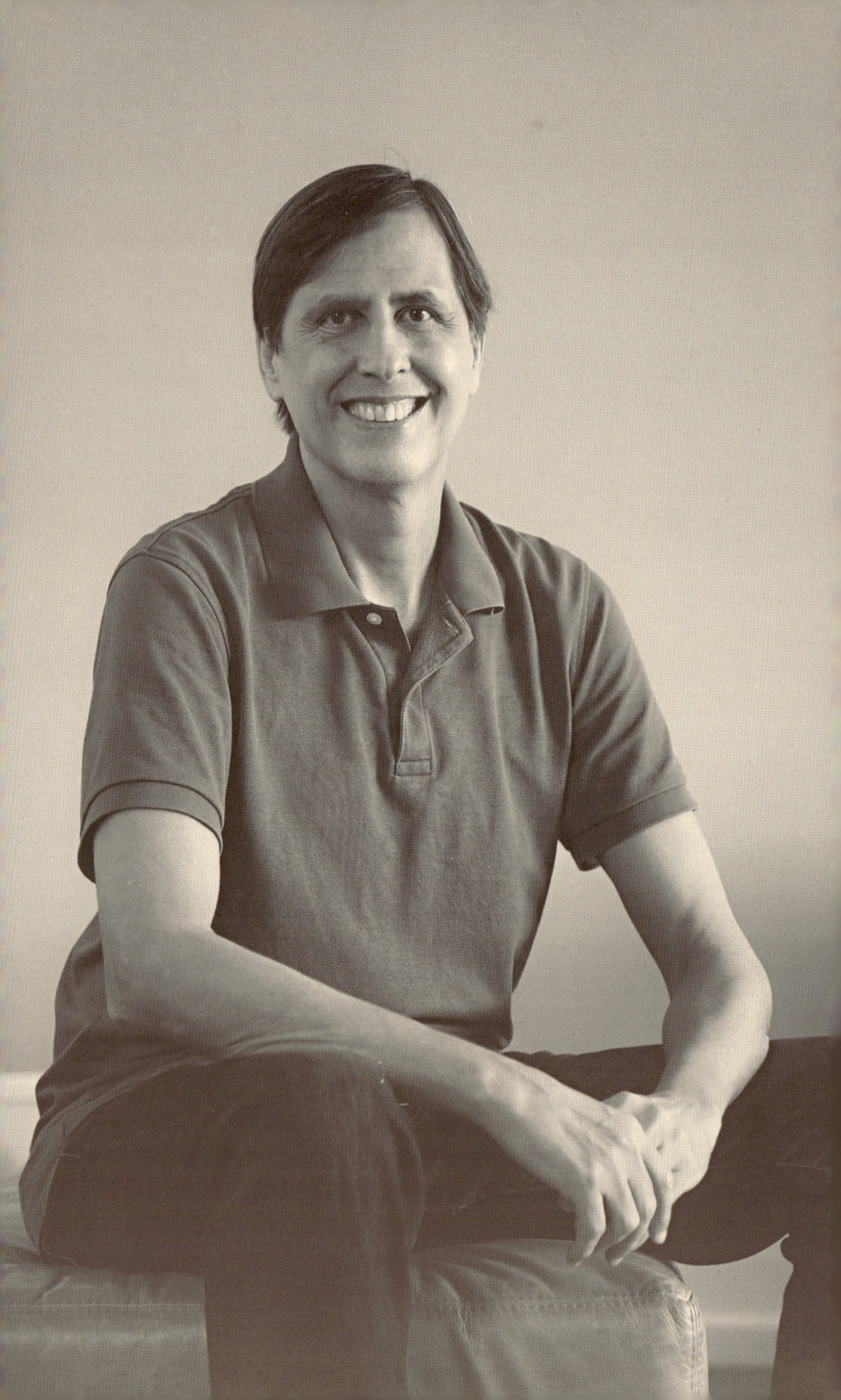

Notas de uma mente em desalinho

Mauro Ventura

O médico deixou de lado qualquer sutileza e perguntou:
— Seu filho usa drogas? Pode ter sido uma overdose.
Meu pai repeliu a opção — "nem cigarro ele fuma" —, mas o clínico geral não se deu por vencido:
— Os pais em geral são os últimos a saber.
Ele resolveu arriscar uma nova hipótese para o meu problema:
— Seu filho pode estar com HIV. Às vezes, os jovens conseguem esconder da família as tendências homossexuais e o uso de drogas injetáveis.
O jeito rude e as unhas roídas incomodaram minha mãe. E teriam incomodado a mim também — a indelicadeza, não as unhas, já que também mantive esse hábito por muitos anos. Mas a verdade é que eu não estava em condições de entender direito o que acontecia.
Só que estou me antecipando. Para entender como cheguei àquele ponto, é preciso recuar dois dias, para 22 de julho de 1995, quando teve início a experiência mais dolorosa que já vivi. O que aconteceu a seguir está registrado

na minha memória, nas lembranças dos médicos, nas recordações de meus pais, no prontuário do hospital e num diário que escrevi na ocasião.

22 de julho de 1995 – Sábado

Meus amigos Márcio Mará e Débora Thomé vão se casar. Antes de sair de casa, meus pais me telefonam para checar se está tudo bem – mais cedo eu havia reclamado de uma dor de cabeça forte. Ainda estou indisposto, e acho mais prudente não ir. Espero que Márcio e Débora me perdoem.

Na volta da cerimônia, meus pais ligam para saber se melhorei. Não, eu piorei. Assustados, pedem que minha irmã, que mora no mesmo prédio, três andares abaixo, me leve para a casa deles. Existem os hipocondríacos e existem aqueles que, ao contrário, escamoteiam as doenças para não dar trabalho. Faço parte do segundo grupo. Se reclamei, é sério. E não há como disfarçar: sinto enjoo permanente e estou a ponto de desmaiar. Como a dor de cabeça é na altura do olho direito, eles acham por bem procurar uma clínica oftalmológica de emergência.

Passa da meia-noite quando chegamos. O oftalmologista me avalia e nos tranquiliza. Diz que os sintomas não indicam nada sério. Receita um analgésico. Que não faz efeito. Na casa de meus pais, sigo para o banheiro, destino natural para quem tem ânsias de vômito. Abro o chuveiro e a torneira da pia, e passo a contemplar, hipnotizado, a água escorrer. De alguma forma, aquilo me alivia. Não sei quanto tempo fico ali nem o que acontece em seguida.

23 de julho de 1995 – Domingo

É aniversário de Dora, minha prima, quase irmã mais velha. Mesmo longe da minha melhor forma, não há como faltar. Mal chego e sigo novamente para o banheiro, que está virando meu lugar preferido. Agacho-me em frente à privada e contemplo a água parada. Demoro-me ali. Batem à porta. O comportamento é tão estranho que minha mãe resolve ligar para seu cardiologista, Dr. Bali, que atua também como clínico geral da família. A ligação cai numa caixa postal, e na mensagem de férias ele indica um médico amigo em caso de necessidade.

24 de julho de 1995 – Segunda-feira

No dia seguinte, meus pais acionam o clínico recomendado por Bali, que aparece pouco depois. Bom sinal. Que se dissipa assim que ele começa a falar. É ele o tal médico citado no começo deste texto, o de unhas roídas, jeito rude e palpites infelizes. Mais que franco, era um franco-atirador, que deixa tamanha má impressão que meus pais logo tratam de despachá-lo.

25 julho de 1995 – Terça-feira

Depois da má experiência com o clínico, meus pais buscam uma indicação de gastroenterologista, já que o enjoo e a ânsia de vômito haviam se tornado meus companheiros inseparáveis. Com seu temperamento calmo e fala mansa, o Dr. Félix Zyngier, também clínico geral, de 53 anos, me examina e não constata nada de errado no aparelho digestivo. Mas nota de imediato que o caso é grave.

Corta para os dias de hoje, quase 30 anos depois. Procuro Félix para ver o que se lembra desse nosso primeiro encontro. Aos 80 anos, com o mesmo olhar interessado e escuta atenta, ele recorda: "O que me chamou a atenção foi sua postura corporal, largado na poltrona, com os braços ao longo do corpo, caído, apagado. E estava ausente, ensimesmado, completamente distante do nosso diálogo, num estado de consciência muito alterado. Era um espectador passivo do que acontecia ao redor. Perguntei a seus pais se você era sempre assim, desligado. Eles disseram que não".

Diante desse quadro, Félix sugere que procuremos um neurologista ou um psiquiatra. Desconfiado de um problema cerebral, acaba optando pelo neurologista e decide ele mesmo ligar, na hora, para Eliasz Engelhardt, de 58 anos, que pede que sigamos já para seu consultório. No caminho entre Botafogo e Copacabana, pela janela do carro, sinto-me num filme-catástrofe com direito a todos os clichês. Tenho alucinações, a ponto de ver prédios se liquefazerem. Numa fala desconexa, compartilho os delírios com meus pais, cada vez mais assustados. Ao me receber, Eliasz percebe a gravidade e determina:

– Interna imediatamente.

Não tão imediatamente. Antes, suspeitando de uma lesão cerebral, ele me envia ao laboratório Labs, para fazer uma ressonância magnética. Em condições normais, já é um exame desagradável, em que o paciente é enfiado num tubo e escuta diversos barulhos. Que dirá com uma dor de cabeça devastadora como a minha. Após o procedimento, sou levado diretamente para o Samaritano, um hospital de ponta dirigido pelo neurocirurgião Adherbal Maia.

Dou entrada às 18h45 no quarto 209. Conforme está no prontuário, o paciente é "solteiro, jornalista, 31 anos". O diagnóstico de admissão é "encefalite por herpes". A prescrição médica indica os remédios Zovirax, Plasil, Novalgina e Hydantal, além de hidratação, dieta zero, soro glicosado e duas siglas que traduzo com a ajuda de especialistas: "NaCl" e "KCl". Ou seja, cloreto de sódio e cloreto de potássio.

É preciso justificar ao plano de saúde minha internação. Félix escreve que o "senhor Mauro Ventura encontra-se torporoso, algo sonolento, desidratado e febril" e que está "há três dias nauseoso, com alteração no estado de consciência, dor ocular à direita e cefaleia. Há ainda alterações de comportamento e de atenção". O gastroenterologista acrescenta algo que parece indicar que eu estava desnorteado: "Sem sinais de localização". Mas não. A expressão quer dizer que não tenho nenhuma parte do corpo paralisada. Coração, pulmão, abdome, pressão arterial e pulso também estão ok.

A enfermeira Neusa anota que tenho febre de 38°C, mas que estou lúcido, orientado e deambulando. Ou seja, andando. O colega que a substitui no plantão, Marcos Antonio, reafirma tudo e acrescenta algumas palavras do jargão médico, como "eupneico" – tenho respiração normal. Outro bom indicador é que estou "normocorado", isto é, não estou pálido, azulado ou lívido e sim com a coloração normal. E meu estado emocional é "tranquilo". Bem melhor que as outras opções: "agitado", "tenso" e "deprimido".

Assim descrito, não parece haver maiores razões para preocupação. Nada mais enganoso, como se verá. Afinal, antes de mais nada, é necessário confirmar o que tenho. A ressonância tinha mostrado que havia uma hemorragia no lobo temporal direito. A imagem e meus sintomas sugeriam três hipóteses para o sangramento: ele poderia ter sido causado por encefalite herpética, ruptura de um vaso ou tumor cerebral. Essa última suspeita foi a que mais apavorou meus pais.

Há mais um exame a ser feito. Sigo às 22h para a clínica Neurolife para uma coleta de LCR, ou seja, de Líquido Cefalorraquidiano, punção de líquido da espinha realizada com anestesia local. Deito-me de lado. O Dr. Carlos Otávio Brandão introduz uma agulha entre duas vértebras e retira 10 ml de líquido.

Não posso receber visitas, mas, neste primeiro dia, Ricardo, pai de minha namorada, Sandra, aparece para ver meus pais, trazendo um lanche do McDonald's. Meu pai agradece e guarda a comida por delicadeza. Não gosta de fast food. Mas, de madrugada, bate a fome e, na falta de opção, decide avançar sobre o hambúrguer com batata frita e Coca-Cola. Aquela refeição, para ele sem graça, acaba ganhando um sabor especial, temperada pelo carinho por trás do gesto.

26 de julho de 1995 – Quarta-feira

Às 7h, Félix vem me visitar e me encontra mais bem disposto. Minha dieta se resume a "líquidos claros". Nos dias de hoje, faço uma pesquisa na internet e descubro que é a alimentação baseada na ingestão exclusiva de água, caldos e gelatinas, de fácil digestão. Félix faz a ressalva: "Não forçar". Faz sentido, já que continuo me queixando de náuseas e recuso o café da manhã. As visitas ainda estão proibidas. Permaneço no leito, mas já posso me sentar numa poltrona. É bom sair da posição horizontal e observar o mundo de outro ponto de vista. Me arrisco até a dar uns passos no corredor, com auxílio. O lado ruim é que a dor de cabeça não passa. Tem horas em que dá uma aliviada, graças a medicamentos fortes, mas em geral é avassaladora. Rejeito também o almoço, aceitando apenas um pouco de suco.

Imploro a Félix por uma endoscopia, para descobrir o que está acontecendo com meu sistema digestivo. Ele diz que não precisa. Insisto, sem sucesso. Ele tem razão, já que o problema está mesmo mais acima no corpo, mais especificamente na cabeça.

A essa altura, Eliasz já vira o laudo do LCR. A análise aponta que não tenho herpes. Dado animador é que a sombra da aids, que vinha me acompanhando desde a visita do clínico geral, se desfaz com o resultado negativo para HIV.

Aqui entra em cena um jovem médico, José Carlos Zirretta, de 39 anos. Anotem esse nome, ele aparecerá bastante. Se não fosse por Zirretta, talvez vocês não estivessem lendo essas linhas. É neurorradiologista – faz diagnósticos por imagens e identifica anormalidades no sistema nervoso, na cabeça e no pescoço. Zirretta havia visto minha ressonância e achado mesmo pouco provável que fosse encefalite. Se fosse, ele pensou, eu estaria "chumbado", em condições clínicas ainda piores. Para ter dados anatômicos mais precisos, decide fazer uma tomografia computadorizada (TC) de crânio. Às 16h50, sou encaminhado de maca para o exame, feito por ele mesmo na Clínica Felippe Mattoso, onde trabalha, anexa ao hospital.

Mais tarde, acaba qualquer ilusão de voltar logo para casa. Félix pede ao plano de saúde a prorrogação da internação. Alega que apresento "alterações do sensório", necessito "medicação específica venosa" e terei "evolução hospitalar mínima de dez dias".

Prevejo uma temporada acidentada. Decido escrever, o que farei ao longo de toda a internação. Dito assim, parece que será algo organizado, estruturado, com começo, meio e fim. Não. Que ninguém espere coerência. O que se terá como resultado final são páginas soltas, notas telegráficas, anotações esparsas escritas com caneta azul e vermelha ocupando de forma desordenada um bloquinho do hospital. Caótico. Do jeito que anda minha cabeça.

A sensação é a de estar encaixotado vivo. A opressão imensa, a claustrofobia e a dor de cabeça trazem desejos de morte recorrentes. Assusto-me ao perceber que eu, tão contido, vejo uma tesoura perto e cogito pegá-la para "expulsar das entranhas toda a podridão que ali se aloja", como registro no papel. Sinto-me – ou melhor, desejo-me – moribundo. O instinto de preservação fica em segundo plano. É curioso: a gente quer adiar o fim, mas tenho pensado nele com alívio. Lembro-me de uma frase que meu primo Ricardo, que tem câncer, sempre repete: "É melhor um fim horroroso do que um horror sem fim".

A certa altura, Eliasz vem me ver. Anoto quando ele sai: "Eu, que sempre me orgulhei dos anos de estudo, da lucidez e do racionalismo, tive que me submeter a uma batelada de testes para provar que continuo apegado à realidade. O pior é que temi que qualquer erro fosse confundido com loucura, ainda que me saiba mentalmente são – ou pelo menos acho que estou. 'Quanto é 37 menos 12'?, ele perguntou. 'Essa é fácil, 25'. 'Qual foi o dia em que o homem chegou à Lua?'. Respondi: '20 de julho de 1969'. Espantei-me: Como acertei essa?".

Mais tarde, conduzem-me na cadeira de rodas em direção a uma porta e me assusto com a placa. "Sala de loucos", comento em voz alta. A enfermeira me corrige: "Sala de laudos". Ufa. Zirretta não esconde o susto com o que viu na tomografia: "A imagem é bizarra, de difícil interpretação". Balança a cabeça e diz: "É um caso raro. Só 0,5% das lesões cerebrais são dessa natureza". Ele confirma que sofri uma lesão hemorrágica no lobo temporal direito. Numa linguagem mais técnica, um AVC (Acidente Vascular Cerebral) hemorrágico ou, mais popularmente, um derrame. Tenho mesmo sorte de contar com Zirretta a meu lado. Ainda mais se considerarmos que o sangue ocultava o que se passava no meu cérebro, dificultando o trabalho do especialista. E é bom lembrar que estamos falando de 1995, quando as máquinas não tinham nem de longe a precisão de hoje.

É reconfortante saber o que tenho. Por outro lado, é um baque na minha onipotência. Como boa parte dos jovens, sempre me senti inatingível. Mas, enfim, descobrir-se mortal é algo que acontece com todo mundo, mais cedo ou mais tarde – só preferiria que tivesse demorado bem mais. Afinal, aos 31 anos, é prematuro tornar-me candidato a morrer ou a ficar com sequelas permanentes.

Mas segue a pergunta inevitável: o que teria causado tamanho problema num rapaz com essa idade? Mais adiante, descobrirei. O jeito, por enquanto, é continuar o diário. Anoto: "Se, como escreve Nelson Rodrigues, o ônibus lotado é o túmulo do pudor, no hospital ele ganha um enterro de primeira, com pompa e circunstância. A autossuficiência não resiste às primeiras horas. A dependência é absoluta. Nós, doentes, logo aprendemos que a humildade faz parte de nosso cotidiano. Eu, que nunca gostei de dar trabalho a ninguém, perco toda a autonomia e me horrorizo com a ideia de virar um peso morto".

Muitos anos depois da internação, em 2017, eu seria apresentado pela psicóloga Ana Luiza Novis e pela clínica Lorraine Veran à Medicina Narrativa, campo criado pela americana Rita Charon em 2001. As duas me convidaram para assistir a um curso da portuguesa Susana Magalhães, na PUC-RJ. Susana é investigadora no Instituto de Bioética da Universidade Católica Portuguesa e professora da Universidade Fernando Pessoa. Ali eu ouviria falar pela primeira vez da jornalista e escritora portuguesa Isabel Nery. Em 2009, ela teve um AVC hemorrágico, como eu, e transformou a experiência num livro impactante, "Chorei de véspera".

A origem do sangramento de Isabel foi um problema de nascença: uma MAV (Malformação Arteriovenosa), que "acontece quando as artérias do cérebro se ligam diretamente com as veias mais próximas, sem terem os vasos normais a uni-las". Ela a descreve: "Uma espécie de atalho que pode dar em um beco sem saída. A ruptura leva a que o sangue se escape, e reduz a circulação no cérebro, logo, pode ser fatal. Nascer com um erro assim acontece a menos de 1% da população mundial".

Depois que um "duto sanguíneo" estourou dentro de seu crânio, a jornalista sentiu a cabeça explodir: "Perdi as palavras, perdi-me de mim. Quando tentava fixar as palavras, as letras fugiam, como se recusassem quedar-se no mesmo lugar"". Reconheci-me no drama de Isabel. Eu me sentia igualmente perdido e desorientado. Isabel voltará às páginas deste texto, tão impressionantes as semelhanças com meu caso.

À noite, Félix me visita. Aceito um chá e, mais tarde, um pouco de sopa. À meia-noite, ainda estou acordado e enjoado. Durmo um pouco e, às 3h, por conta da cefaleia, me administram um analgésico. Às 5h15, ainda com dor de cabeça, tomo outro "SOS", como anota a enfermeira Débora.

27 de julho de 1995 – Quinta-feira

Acordo mais recomposto, menos encurralado. À tarde, troco de quarto, do 209 para o 27. É um upgrade. O 27 é bem mais espaçoso. Anos depois, ao comentar a mudança com uma conhecida que teve o marido hospitalizado em estado grave, ela me diria: "Foi um bom sinal. Com meu marido, foi o contrário. Começou num quarto grande e, à medida que sua estada se prolongava, passamos para um quarto pequeno. No seu caso, devem ter percebido que você estava se recuperando". De fato, eu pareço mais estável, e o prontuário confirma: "Mantendo o quadro sem queixas". Mas continuo com uma dieta líquida pastosa. A cefaleia cede um pouco, só que ainda preciso de analgésicos. E me submetem a mais exames clínicos de rotina: raios-X e ecocardiograma.

As provas neurológicas com Eliasz continuam. Tenho que responder a novos questionamentos. Parece aquele "Jogo do Milhão", de perguntas e respostas. A tensão é parecida. A maioria é simples: "O que é o Alcorão?"; "Qual a semelhança entre uma mosca e uma árvore?"; "Qual a velocidade média de um carro?"; "Qual a duração do mandato do presidente da República do Brasil?"; "Quem escreveu 'Fausto'?"; "O que quer dizer desabafar?"; "Onde nasce o sol?".

Parece fácil, mas experimente fazer quando você está sob rigoroso escrutínio de um médico. A propósito, a semelhança entre a mosca e a árvore é que ambos são seres vivos. Acertei. Mas há uma ou outra questão que eu não saberia responder nem se estivesse bem: "Por que o fermento faz a massa de pão crescer?"; "Qual a distância entre Rio e Salvador?"; "Se você está perdido numa floresta, como faz para se salvar?".

Eliasz me pede ainda para dizer o número 838950 de trás para frente. E mais. Preciso repetir histórias que ele conta e uma sequência apontada num bloco com cor. Também tenho que fazer movimentos oculares, mostrar a língua e os dentes, mexer os braços, franzir a testa. Acho que me saio bem em tudo. Tanto que ele anota que estou alerta, comunicativo, orientado e com linguagem normal. Nos dias atuais, Eliasz, agora com 85 anos, me explica a razão de uma avaliação tão exigente:

– Precisávamos ver suas funções cognitivas, motoras e sensitivas, o que incluía testes de linguagem, atenção, orientação, raciocínio, cálculo, abstração.

Os avanços no meu quadro clínico sinalizam que não ficarei o resto de meus dias entrevado numa cama. Tanto que agora estou livre de fazer higiene no leito. O enfermeiro Luan anota que concordei com o banho de aspersão. Fico sentado no chuveiro e recebo ajuda dele para a limpeza corporal.

Minha atenção se volta para assuntos triviais. Penso em como é difícil manter a dignidade com essa camisola com que os doentes perambulam pelo hospital. Cruzo com meus companheiros de infortúnio no corredor, todos trajados com a mesma peça escassa de roupa que deixa a bunda de fora.

Félix confirma que passo um dia bom. Estou lúcido e orientado, com pequena cefaleia e pouca náusea. "Pares cranianos sem alterações", complementa. Pares cranianos? Hoje em dia, Félix me explica que há 12 pares de nervos cranianos que comandam a face e o pescoço.

– Eu sempre acompanhava para saber se você estava mexendo bem os olhos, a boca, o nariz, a mandíbula, a deglutição.

Mas ainda paira no ar uma pergunta, mais difícil de ser respondida do que a distância entre Rio e Salvador: o que teria causado o sangramento detectado na tomografia? O tumor cerebral, para alívio de todos, havia sido logo descartado.

Zirretta levanta duas opções para uma hemorragia desse tipo num jovem saudável. A primeira é MAV (Malformação Arteriovenosa), a mesma doença que afetaria Isabel Nery. Seria uma coincidência nada agradável ter nascido com uma patologia com as mesmas iniciais com que fui batizado, MAV, de Mauro Akiersztein Ventura. A segunda é aneurisma. Mas nenhuma das duas batia com as imagens que ele via.

De qualquer forma, Zirretta mostra-se animado. É que ele desconfia ainda de outra possibilidade. Mas não nos precipitemos. Para dissipar as dúvidas e confirmar suas suspeitas, resolve fazer um exame "padrão ouro", um procedimento cirúrgico cujo nome impressiona e assusta: angiografia cerebral com subtração digital.

28 de julho de 1995 – Sexta-feira

Estou em jejum há oito horas por conta da angiografia, marcada para as 9h30 na clínica RioMar, na Barra. Temos que chegar ao hospital às 8h. Num caderno espiralado, minha mãe anota algumas providências que são exigidas, como "pedir relatório ao médico justificando a razão de o exame ser feito na Barra". Ao longo de toda a internação, minha mãe terá que lidar com o emaranhado burocrático e a papelada referente a plano de saúde, exames, consultas, hospitais, clínicas, laboratórios. É exaustivo, um desgaste a mais para quem já está com o filho em situação crítica. A propósito, o exame ocorreria na Barra porque na clínica RioMar se fazia à época a angiografia mais moderna do Brasil, graças justamente a Zirretta, que havia montado a sala de lá, com tudo que havia de melhor na praça.

Um pouco mais tarde, o exame é cancelado e remarcado para o dia seguinte de manhã. Ou seja, o jejum foi à toa. Sem problemas. Lendo com o distanciamento de hoje as anotações que fiz na época, vejo como são dramáticas. Mas era exatamente como me sentia: "Entranhas em brasa. Pruridos no estômago. Sinto-me devorado por dentro". Também faço uma suposição: "Aquela necessidade inicial de ver água é porque me sentia sujo por dentro".

Quem me faz companhia constante, além de meus pais, é Sandra, minha namorada, que divide seu tempo entre o hospital, o trabalho na IBM e o curso que faz na Emerj, a Escola de Magistratura do Rio de Janeiro. Aliás, melhorei tanto que as visitas estão liberadas. E são numerosas, embora a onipresença de Sandra iniba algumas visitantes. Colegas do "Jornal do Brasil" me trazem flores. Marquinhos Palmeira, amigo de berço, como ele diz, aparece para me ver e provoca um alvoroço no hospital. Menos de um mês antes, tinha ido ao ar o último capítulo de "Irmãos Coragem", novela em que ele interpretava João Coragem, papel de Tarcísio Meira na versão original, de 1970. E, menos de dois anos antes, estourara com outro João, o João Pedro Inocêncio de "Renascer". Assim que ele entra no quarto, a enfermeira que está administrando um remédio leva um susto, sai, e logo depois entra uma colega para tirar a pressão. Mal presta atenção ao aparelho, só tem olhos para o ator. Mais alguns minutos e aparece uma terceira moça, para tirar a temperatura. E mais outra, sabe-se lá com que pretexto, numa romaria de enfermeiras como nunca se viu.

A todo instante chega um agrado, como um pijama novo comprado por minha tia, que se desdobra em cuidados. Meu pai me cobre de gestos amorosos, como apertar o dedão do pé para ativar a circulação. Hospital é um mundo com leis próprias, onde a moeda mais forte – isso, claro, se você tiver um bom convênio que lhe dê o privilégio de contar com equipamentos de ponta e profissionais gabaritados – é o carinho.

Vou anotando os nomes de quem envia bilhetes, manda presentes e liga para saber notícias. Olhando hoje a lista, percebo que, se mantive contato com muitas delas, umas poucas escaparam da memória. Foram importantes naquele momento, mas de alguma forma não seguimos em contato. Casamentos se desfizeram, relacionamentos se formaram, amigos e parentes se foram. Em geral, a lista traz só o primeiro nome, mas em certos casos há um aposto, indicando de quem se trata - "Carmen, telefonista do 'JB'"; "Josmar, meu analista, que sempre me acalma".

O acolhimento vem, por exemplo, em forma de uma pintura feita por Ana Clara, filha dos colegas de prédio e de redação Cristiane Costa e Dilmar Cavalher, que escrevem: "Maurinho, nosso vizinho mais querido, volta logo para casa. Estamos torcendo por você!".

É reconfortante revisitar as folhas de papel e descobrir quanta gente se manifestou na ocasião, como meus amigos Marcos, Pedro e Sérgio. Não tenho como citar todo mundo, mas os gestos estão registrados para sempre em meu diário.

29 de julho de 1995 – Sábado

É o dia, enfim, da angiografia. Saio às 9h15 para a Rio-Mar, de ambulância. Na maior parte do tempo, continuo a ver o mundo deitado, seja do leito ou da maca. Zirretta me aguarda no hospital e fará o exame. Retorno às 12h30. Recuso o banho com uma alegação tipicamente infantil: já vou tomar no dia seguinte. Ao contrário do que acontece com as mães, o enfermeiro aceita minha negativa.

A angiografia põe fim ao enigma. A causa do sangramento, finalmente decifrada por Zirretta, esse mago que consegue converter as imagens difusas e borradas em diagnósticos apurados e precisos, não foi aneurisma ou MAV, e sim um cavernoma, também conhecido como malformação cavernosa, angioma cavernoso e hemangioma cavernoso. Eliasz detalha o que se esconde por trás desse nome estranho:

– O cavernoma é uma malformação congênita, um emaranhado de pequenos vasos com forma esférica. No seu caso, em vez de se organizarem, alguns deles permaneceram enovelados até a fase adulta.

Ou seja, nasci com esse defeito de fábrica. Segundo Eliasz, o cavernoma pode se manifestar em lugares menos eloquentes, como ocorreu comigo, em que o danado se instalou no lobo temporal direito, ou mais eloquentes, em que os sintomas se expressam com mais clareza, caso ele se rompa.

– Os sintomas mais conhecidos são a hemiplegia e a afasia – conta Eliasz, usando termos técnicos para as sequelas mais comuns do derrame, em que a pessoa fica com um lado do corpo paralisado e sem palavras. – Já se sabia deles na Antiguidade, desde Hipócrates. Na época, se falava "apoplexia".

Não foi o meu caso. Não fiquei com paralisia e, tirando aqueles momentos iniciais de confusão, em que eu soava incongruente, meu linguajar voltara a ser inteligível. Mas a ausência desses sinais óbvios, segundo Eliasz, não exime os médicos que fazem os primeiros atendimentos de perceber a gravidade do problema.

– O oftalmologista deveria tê-lo direcionado para um neurologista – diz Eliasz. – Ele não encontrou nada no globo ocular, mas tinha que continuar a investigação em vez de recomendar analgésicos. Da mesma forma, o clínico deveria ter mandado você para um neurologista, por conta da dor de cabeça violenta e generalizada. As hipóteses que ele aventou (drogas, HIV) poderiam ter sido excluídas com perguntas simples feitas a seus pais: "Seu filho toma drogas recreativas?"; "É de grupo de risco para doença venérea?". Ele sequer pediu um exame de sangue. Os dois colocaram você em risco. Já Félix agiu certo, viu que os sintomas digestivos eram manifestações secundárias de outro problema.

Bendito Félix. Pergunto atualmente a Eliasz quais os riscos da demora em descobrir que o paciente é vítima de um AVC hemorrágico – é bom lembrar que meu diagnóstico levou três dias para sair, e o de Isabel, cinco.

– É grave. Quanto mais cedo o paciente for diagnosticado, mais rapidamente se verá o volume de sangue que extravasou, a origem do sangramento e se ele está se expandindo ou não. E mais cedo se pode protegê-lo. Às vezes, é preciso até fazer uma intervenção cirúrgica de emergência.

É outro aspecto assustador no meu caso: tudo indica que entrarei na faca. A ideia de abrir minha cabeça tem dois objetivos. O principal é evitar um possível ressangramento. Caso ocorra, será mais danoso que o primeiro. A taxa de mortalidade é maior, já que a segunda ruptura é sempre mais grave. E a outra finalidade é retirar sangue e diminuir a pressão intracraniana.

Meu derrame ocorreu em 1995, mas somente lendo o livro de Isabel, 27 anos depois, é que tive a dimensão mais exata da gravidade do problema, em especial sobre os riscos por que passamos. Ela cita dados alarmantes: "O conhecimento que mais me assustava era aquele que dividia os acidentes vasculares cerebrais em dois grandes grupos: isquêmicos e hemorrágicos. Nos primeiros, um trombo impede o sangue de chegar ao cérebro. Nos segundos, onde me incluía agora, há ruptura de um vaso sanguíneo, provocando derrame dentro do cérebro. Os AVCs hemorrágicos são muito mais fatais do que os isquêmicos. Nos primeiros, a mortandade e dependência ataca 74%, nos segundos, fica pelos 50%".

É bem verdade que Isabel deve estar incluindo nessa conta os aneurismas, mais graves que cavernomas, já que, quando se rompem, o sangue extravasa com grande força. Ainda assim, são números assustadores para nós, as vítimas.

O primeiro nome a ser ventilado para minha cirurgia é o do maior neurocirurgião do país, Dr. Paulo Niemeyer. Ele já não operava regularmente. Mas meu pai conhece bem seu irmão mais velho, o arquiteto Oscar Niemeyer, e pede a ele que interceda a meu favor. Paulo acede, impondo uma condição: eu tenho que dar o aval para ele fazer a cirurgia e isso deve ser feito pessoalmente.

A má notícia de que serei operado é compensada pela evolução do meu quadro clínico. Aceito o jantar e tenho um sono tranquilo, como mostra o relatório da enfermagem: "22h30 – paciente encontra-se dormindo", "24h30 – paciente encontra-se dormindo", "3h40 – paciente dormindo tranquilamente", "5h – paciente até o momento sem anormalidade".

É curioso ver como sou fiscalizado a cada instante, seja pelos equipamentos acoplados a meu corpo, seja pela observação dos especialistas. Não há mesmo sossego. A toda hora entra um médico ou um enfermeiro. Estendo o braço automaticamente, de tão treinado, seja para medir pressão e temperatura, tirar sangue, botar soro. Susana Magalhães, a pesquisadora portuguesa que deu o curso de Medicina Narrativa na PUC, fala que o quarto do hospital é um "espaço sem privacidade" e "permanentemente iluminado, mesmo quando só queremos descansar na penumbra". Ao adoecermos, ela continua, nos tornamos "interrompíveis": "interrompem-nos o sono para nos medicarem" e "interrompem-nos a fala" com uma lista de itens à procura do diagnóstico ou dos "efeitos secundários da medicação".

O funcionamento do meu intestino está igualmente sob constante supervisão: "não evacuou no período", "evacuou normal". É reconfortante saber-se monitorado, mas também dá vontade de fazer algo clandestino. Ceres, uma das melhores amigas de meus pais, envia chocolates com a mensagem: "Maurinho, querido, para você comer escondido das visitas. Dá energia e alegria". Talvez seja a hora.

Os dias no hospital são amenizados pela escrita. O interessante é que, como jornalista, tenho escrito diariamente desde 1985 – há dez anos, portanto, já que o diário é de 1995. Mas sempre escrevi por obrigação. Se me deixassem, eu ficaria só lendo. Mas aqui, agora, no leito do hospital, a escrita tem sido, pela primeira vez, vital.

Em meio a seu drama pessoal, Isabel Nery também fez anotações à caneta num caderno Moleskine. "Na verdade, não se tratava de deixar alguma coisa para a posteridade ou de aproveitar a tensão do momento para criar. As minhas razões eram bem mais prosaicas: escrevi para sobreviver". Da mesma forma que ela, eu não tenho pretensões literárias ao registrar impressões nas folhas de papel do hospital. Escrever me permite a ordenação do mundo fragmentado em que se transformou minha mente. É a maneira intuitiva que encontrei para domesticar o caos, juntar os cacos do cérebro estilhaçado, reparar o curto-circuito que fez com que eu perdesse a noção espaço-temporal.

Eu iria descobrir anos depois que não há nada de original nisso. O ensaísta francês Philippe Lejeune observou que o diário é uma atividade para tempos de crise: "Mantemos um diário para fixar o tempo passado, que se esvanece atrás de nós, mas também por apreensão diante de nosso esvanecimento futuro". Isabel, por sua vez, cita o neuropsicólogo Raymond Mar: "Quanto mais coerente e organizado o relato criado para um trauma passado, maior a probabilidade de ganhos salutares em resultado dessa narrativa. Criar uma história coerente de um evento traumático é incorporá-lo na sua autorrepresentação, fundamental para um tratamento de sucesso". Numa conferência intitulada "A minha morte ou como a literatura me salvou", Isabel diz que outros pensadores se ocuparam do tema, como o escritor argentino Jorge Luis Borges, que afirmou: "Sempre soube que me iam acontecer coisas boas e coisas más, mas que, no final, tudo seria convertido em palavras. Especialmente as coisas más, já que a felicidade não precisa ser transformada: a felicidade é o seu próprio fim".

Numa entrevista sobre seu livro, Isabel disse: "Os neurocientistas já comprovaram que encontrar uma narrativa para uma experiência traumática é essencial para ultrapassar o problema". Assino embaixo.

A certa altura, Eliasz se impressiona com a quantidade e a qualidade das questões que minha mãe, também jornalista, levanta a todo momento. Diz que são lúcidas:
– Mary, você deveria entrar para o "Guinness" de perguntas.

Ela aproveita para emendar com mais uma dúvida:
– Você está otimista ou pessimista?

Ele não oferece falsas expectativas:
– Nem otimista, nem pessimista, estou investigativo.

É natural que minha mãe esteja em pânico. Eu nunca havia tido nada grave. Pesava a meu favor, ali na hora, o fato de ser jovem e saudável. Pesavam contra a má alimentação e o estresse – eu vinha trabalhando até 16 horas por dia. Chegava todo dia tarde em casa, tomava um panelão de sopa Knorr e ficava até de madrugada vendo os programas televisivos que havia gravado, para me inteirar do assunto, já que, no "Jornal do Brasil", acumulava os cargos de editor da "Revista Programa", editor da "Revista da TV", editor do "Caderno Viagem" e editor do "Guia do Assinante". Era tanta pressão que Sandra avisou ao meu chefe: "Você ainda vai matar o Mauro".

Como se fosse pouco trabalho, eu recém-começara uma pioneira coluna de basquete na seção de esportes do jornal, chamada "De bandeja". A dificuldade de acesso às notícias internacionais sobre o esporte, em especial as da NBA, numa época pré-internet, eram enormes. Muitas vezes recorria ao "New York Times", que só chegava à redação dias após estar nas bancas americanas. Mas fazia a coluna com imenso prazer. E tinha ótimo retorno.

No hospital, recebo um agrado na forma de uma frase do mestre Armando Nogueira: "Curto muito a coluna". Pena que a experiência durou pouco. Com o AVC, um querido colega de redação, João Pedro Paes Leme, assumiu a "De bandeja". Ele também havia passado por um grande susto de saúde e me envia uma mensagem revigorante: "Tenha certeza de que você vai tirar essa de letra; encare isso como apenas um obstáculo que a vida insiste em colocar. Foi o que fiz quando disseram que eu perderia a visão há cerca de um ano. Tive força de vontade e venci. Sei que você fará o mesmo".

Eu era tão workaholic que, no bloco do hospital, anoto: "Minha única referência é o trabalho". Isso, hoje, me soa melancólico; na ocasião, era o meu normal. Mas o AVC me obriga a me divorciar do jornal. Inclusive da leitura das notícias, até para não ter oscilações bruscas de humor. Escrevo, contrariado: "Sem jornais fico sem referências". Felizmente me sobram a escrita e a literatura. Os livros me dão continuidade lógica e ajudam a organizar minha mente.

As horas correm num ritmo que me parece bem mais lento e acidentado do que marca o relógio. Na época, eu não sabia, mas descobriria depois com Susana Magalhães que há vários tempos: o cosmológico, o biológico, o cronológico, o tempo "estagnado da sala de espera, o tempo cronometrado das consultas, o tempo infinitamente elástico" das internações. Eles não necessariamente coincidem. Num ambiente hospitalar, "cuidar implica aceitar que o doente tem o seu tempo, que pode ser caótico, desordenado, sem espaço para o futuro e que eventualmente se transformará em um tempo de demanda, de procura de sentido, de pacificação interior".

No curso na PUC, Susana detalhou também a importância da atenção do médico a seu paciente, "inscrita na escuta, no olhar curioso e hospitaleiro, e na presença total" no momento da consulta. Interessante constatar que, 22 anos antes, sem saber, eu estava conhecendo na prática o papel essencial desse elo para a melhora da saúde física e mental do doente.

Félix e Eliasz, muito cultos e amigáveis, têm esse olhar interessado e atento de que fala Susana. Félix é mais doce e Eliasz, mais afiado. Anoto no papel: "Eliasz tem um humor certeiro. É frio, calmo, paciente, seguro, não toma atitudes precipitadas". Em dado momento, ouço os dois discutindo meu caso. Félix tranquiliza: "É numa localização menos nobre do cérebro". Eliasz rebate: "Não existem regiões menos nobres do cérebro". Prefiro acreditar em Félix. Mas logo Eliasz complementa, chegando a um consenso: "É numa localização muito feliz".

Bom saber. Mas é cedo para afirmar se terei alguma sequela. Escapei dos efeitos incapacitantes mais óbvios – paralisia de um lado do corpo, dificuldade para falar, problemas de visão –, mas há chances de que eu me torne ciclotímico, de humor instável, um "maluquete", como deixa escapar alguém perto de mim, achando que eu não escutava. Isso porque a área afetada tem ligações com o comportamento, a linguagem não verbal e as emoções.

Lembro-me do neurologista Oliver Sacks, autor de sucesso que narrou histórias de seus pacientes, vítimas de distúrbios neurológicos. Um deles, após um trauma, perdeu o superego, tornou-se inconveniente e passou a falar palavrões e a bolinar mulheres, entre outros constrangimentos públicos. Já me imagino beliscando traseiros no ônibus.

Não tenho noção de quem deu esse prognóstico assustador que está registrado em meu diário – Félix e Eliasz garantem que não partiu de nenhum médico. Mas sei que, ao dividir minhas angústias na época, alguém me tranquilizou e disse que outras áreas do cérebro poderiam compensar possíveis falhas. Nos dias de hoje, Félix confirma o quão maravilhoso é o funcionamento do cérebro e sua capacidade de se adaptar a condições adversas:

– Quanto mais jovem a pessoa, menos chances tem de que o insulto cerebral deixe sequelas, sobretudo graves. O próprio cérebro encontra formas de contornar a área danificada. Nos momentos iniciais do seu derrame, o ruído e a visão da água o acalmavam. Esses estímulos sensoriais de alguma forma interferiam nos mecanismos da doença de maneira a lhe dar alívio, por mais momentâneo que fosse.

Eliasz concorda:

– Mesmo que uma parte do tecido tenha sido lesada, há fatores como a plasticidade cerebral, que podem compensar as perdas.

Ele pergunta se notei grandes mudanças na vida de 1995 para cá. Digo que não, e ouço:

– Viu? Acho que você voltou a ser o Mauro de sempre.

– Infelizmente – brinco, referindo-me à minha crônica distração e à falta de memória.

30 de julho de 1995 – Domingo

Meu estômago – ou será meu cérebro? – recupera aos poucos a normalidade e me permito alguns afagos gástricos. Aceito o café da manhã e três lanches. É bom fazer as pazes com os alimentos, após o divórcio litigioso da comida.

Há uma pacificação interior, metafórica e literalmente. Não há bem-estar comparável ao primeiro dia em que o desejo obsessivo de morte dá lugar à retomada do gosto pela vida. O tempo não é mais um inimigo, um obstáculo a ser vencido.

É tudo mais fácil quando se tem um tratamento VIP. Eliasz tem que apresentar ao convênio um relatório que justifique os gastos e os cuidados. Ele avisa: terei que permanecer internado por, ao menos, dez dias para exames pré-operatórios clínicos (como avaliação cardiológica e risco cirúrgico) e laboratoriais (exames de sangue para ver fatores como tempo de coagulação). De acordo com ele, estou comunicativo, com linguagem normal e sem "sinais deficitários". Ou seja, não apresento nenhum problema em termos neurológicos básicos. Não há paralisia, alteração dos reflexos, questões de coordenação e de sensibilidade. Tudo indica que chegarei à mesa de operação em boas condições físicas e mentais.

Há quem passe, em momentos críticos, por uma fase inicial de revolta e se pergunte: "Por que eu?". Não é meu caso. De todo modo, converso com Eliasz sobre fé. Natural que esse tema venha à tona quando a sombra da operação paira sobre minha cabeça. Ele diz:

– É numa situação-limite como esta que se testa o ateísmo de uma pessoa.
Seria normal que eu me agarrasse a alguma força superior. Mas continuo sem religião. Só que hospital não parece ser lugar para céticos. A cada dia chegam notícias de que intercedem por mim no plano espiritual. Ou, como diz minha mãe, "todos os tambores estão batendo pelo Mauro".
A todo instante sou avisado de alguma crença vibrando a meu favor ou de alguma terapia alternativa sendo acionada por minha recuperação. Um juiz que conheço, Eduardo Mayr, conta que magistrados rezaram por mim num grupo de oração do Fórum do Rio. Chega um envelope da União Divinista com folhetos de oração a Bezerra de Menezes. Um segurança do "JB" pede que enviem meu nome completo a ele para rezar. Muitos estão fazendo o mesmo: Manoel Ribeiro, Miriam Leitão, Lucy Barreto, Helô Buarque de Hollanda, Eliette. Uma amiga avisa que o padre vai incluir meu nome na missa de cura. Uma leitora, kardecista, manifesta apoio. A amiga Ana Mantel mobiliza o céu e a terra em busca de ajuda. Vou anotando: "Anita Bernstein tem feito *mind control*"; "Ivan, de Friburgo, faz uma corrente"; "Norma fez meu mapa astral".
Uma taróloga escreve que isso é carma e que estou começando uma vida nova. São Judas Tadeu, o santo das causas impossíveis e urgentes, tem sido requisitado por Regina Pereira e Humberto Motta. A colega Marinilda e Ziraldo avisam que acendem uma vela todo dia. A mãe de Marcus Vinicius, o Marquinhos que trabalha com Gilda Mattoso, é espírita e vem pedindo por mim.

O marido de minha amiga Irma tem usado pedras magnéticas, outro conhecido faz johrei. Vera Regina Muniz envia uma prece, enquanto outra Vera, a Vidal, empregada de meus pais, é evangélica e desdobra-se incansavelmente, nos planos prático e espiritual, para amparar a família desestruturada.

A rede ecumênica de solidariedade conforta. Os médicos dizem que minha força de vontade tem sido fundamental na recuperação. É o mínimo que posso fazer, diante de tanta torcida. Embora não sejam religiosos, meus pais fazem promessas: vão parar de fumar se eu me recuperar. Ele fuma desde os 11 anos, ela começou aos 18.

Meu pai promete também voltar à igreja. Aqui cabe a explicação. Quando criança, ele estudou no Dom Helvécio, um colégio particular semi-interno em Ponte Nova, Minas Gerais. Em troca da isenção da mensalidade, já que não tinha dinheiro, minha avó lavava as batinas dos padres. Meu pai era coroinha, ajudava no serviço litúrgico e seguiria para a ordenação. Até que, aos 11 anos, mudou-se com a família para Nova Friburgo, no estado do Rio, onde conheceu Hamilton, mais velho e costumeiro frequentador da zona do meretrício. Meu pai passou a preferir o profano ao sagrado, percebendo que a vocação era da mãe e não dele, e desistiu da carreira religiosa. Mas, agora, diante do filho internado, diz a si mesmo que voltará a frequentar as missas.

As poucas promessas que faço são bem mais prosaicas. "Comprar flocos de soja que imitam bacon" e "reclamar sempre que me sentir injustiçado, em vez de guardar", por exemplo. A quem estou querendo enganar? Mesmo essas poucas eu não haveria de cumprir. Tempos depois, já em casa e com dieta liberada, a primeira pizza encomendada após o derrame tinha cheddar, bacon e presunto.

No quarto em frente, há um casal. Pela proximidade física e pela adversidade em comum, acabo recebendo notícias deles. Sérgio é um advogado de 49 anos que está ali para se tratar de um câncer. Sua mulher, Vânia, tem 40 anos e é professora. Num dos primeiros dias de minha internação, ela estava fora do quarto quando meu pai se sentou a seu lado e disse:

– Existe coisa mais solitária do que um corredor de hospital?

Sem saber de quem se tratava, ela concordou. Trocaram informações sobre os seus internados. Despediram-se. No caminho para o quarto do marido, Vânia descobriu que seu interlocutor era um conhecido jornalista e escritor. Ao chegar e ouvir de Sérgio que havia se demorado, justificou:

– Sabe com quem eu conversei? Com o Zuenir Ventura.

Ele se surpreendeu:

– Nossa, conversar com ele deve ser difícil. É uma coisa muito séria, porque ele é muito inteligente, muito preparado.

Vânia se magoou:

– Você acha que eu não consigo ter uma conversa com ele? Aqui, nós estamos no mesmo nível, conversando sobre as mesmas coisas, sobre esperança, cura, vida.

Voltaram a se encontrar outras vezes. Havia entre os dois um pacto velado: não falar de morte. Vânia notava a tristeza profunda daquele pai diante do filho em situação-limite e percebia nele a mesma impotência que a dominava. Vânia achava o máximo trocar figurinhas com seu companheiro de desventura. Dizia que Zuenir lhe falava "coisas bonitas", com seu jeito calmo e sua maturidade. Aquela rotina de encontros aliviava um pouco o sofrimento mútuo.

Sérgio havia adoecido no dia 10 de julho, mais de duas semanas antes de mim. Havia tido febre, seguida de dor de garganta forte. O clínico pediu exames e, com o hemograma nas mãos, ligou para Vânia e foi direto:

– O diagnóstico é o pior possível. Sérgio tem leucemia mieloide aguda. Não sei nem como ele está vivo.

Ele indicou um oncologista "excelente", mas advertiu:

– Não se assuste por ele ser muito jovem.

A exemplo do que aconteceu comigo, Sérgio teve o privilégio de ser atendido por um médico que não cuidava só da doença e sim do paciente e de seus parentes. Daniel Tabak chegara havia pouco dos Estados Unidos e estava longe de se tornar o grande nome que seria. Após examinar Sérgio, Tabak mandou que fosse imediatamente para o hospital.

Vânia e Sérgio estavam juntos havia apenas quatro anos. Do casamento anterior, ela tivera a filha Giselia. E ele, os filhos Eduardo e Anita. Quando o pai adoeceu, Eduardo tinha 14 anos e estava nos Estados Unidos, participando de um torneio de futebol. Voltou logo que soube da notícia e foi direto do aeroporto para o hospital. A certa altura, sentou-se no meio-fio e, revoltado, soltou toda sorte de palavrões. Afinal, 14 dias antes havia sido levado ao aeroporto pelo pai saudável e agora o reencontrava internado com câncer.

Tudo isso eu só saberia anos depois, ao reencontrar Vânia. Por enquanto, só tenho notícias esparsas do casal, repassadas por meus pais e por Sandra, já que raramente saio do quarto.

31 de julho de 1995 – Segunda-feira

Tenho andado bem, a ponto de conseguir escrever com alguma frequência, inclusive passagens corriqueiras. Acontece quando a gente se sente enfastiado. Em meio a detalhes triviais, leio uma passagem que anotei dias atrás, quando a proximidade com a morte me trouxe a necessidade de vasculhar arquivos pessoais e a decisão de fazer um livro: "Imagino um conto sobre três irmãos bandidos, cruéis desde pequenos, que tinham recebido os apelidos de Fim de Linha, Fim de Festa e Fim de Papo. Namoravam três irmãs, trigêmeas, todas de nome Graça, graças a uma promessa da mãe, já desesperançada de ter filhos: Maria da Graça, Graça Maria e Gracinha. Uma das vítimas do trio morrera porque fizera uma brincadeira machista com o nome – e a falta de atrativos físicos – das três irmãs, chamando-as de Sem Graça, Desgraça e Nem de Graça."

Na época, parecia uma boa proposta. Hoje, 27 anos depois dessa temporada no hospital, revejo as anotações e peço ao leitor um desconto. Debito a ideia ao raciocínio embotado e à confusão mental em que me encontrava na ocasião. Meu livro de estreia, "O espetáculo mais triste da terra – O incêndio do Gran Circo Norte-Americano", levaria ainda 16 anos para ser lançado e felizmente nada tinha a ver com tal história.

A melhora que sinto é confirmada por Eliasz e pelos enfermeiros, que traçam um quadro animador. Estou lúcido, orientado, com a respiração normal, sem febre, sem queixas adicionais, com diurese espontânea e coloração normal. Tomo meu primeiro banho sozinho, após mais de uma semana. Adeus mãos estranhas me limpando, agora eu escolho que partes lavar primeiro, a quantidade de sabonete, a intensidade do toque, o tempo que dedico ao asseio corporal.

Mas não há muito a comemorar. A cirurgia vem aí.

1º de agosto de 1995 – Terça-feira

Uma visita importante. O Dr. Paulo Niemeyer aparece no Samaritano para se apresentar a mim e conversar. Não me recordo do que foi dito. Sei que, da minha parte, concordei de pronto em entregar meu destino àquele papa da medicina. A operação seria dali a três dias, na sexta-feira. Eu seria removido para a Casa de Saúde São José, onde Paulo operava. Antes, precisaria fazer uma avaliação neuropsicológica, a cargo de Eliasz, e uma tomografia computadorizada de crânio, de responsabilidade de Zirretta, para controle evolutivo da hemorragia.

Minha mãe tem duas incumbências: marcar a tomografia para o dia seguinte e telefonar para uma prima em Campos, seguidora da doutrina espírita, que se propusera a acompanhar o caso, avisando-a do dia, local e hora da operação para que o "Dr. Fritz" estivesse presente ao mesmo tempo, ajudando com uma cirurgia espiritual. Não custa nada, pensava minha mãe.

2 de agosto de 1995 – Quarta-feira

O dia segue sem maiores sobressaltos. Eliasz escreve com sua letra miúda que passo bem e estou alerta, "orientado, com linguagem normal e ausência de sinais deficitários". Às 16h30, faço a tomografia. Eu, que nunca passei por cirurgia nenhuma, vou estrear na mesa de operação em grande estilo: vão mexer justamente na parte mais misteriosa e desconhecida do corpo humano.

Ou não? Aqui minha história sofre uma reviravolta surpreendente. Zirretta entra em meu quarto, aproxima-se de meus pais e comunica, visivelmente satisfeito, que a tomografia mostrara "boa resolução do edema e reabsorção parcial do hematoma". A cirurgia, segundo ele, deveria ser cancelada. Não havia nada a fazer, eu nascera com essa lesão e era preciso esperar e acompanhar de perto, monitorando com exames constantes o sangramento.

A bem da verdade, Zirretta estava desconfiado disso desde a primeira tomografia, em 26 de julho, oito dias antes. Já ali, desconfiava do cavernoma que, ao romper, se desfizera. Mas guardou a suspeita com ele porque teria que ser um diagnóstico por exclusão. Ou seja, seria preciso eliminar primeiro as demais hipóteses – encefalite herpética, MAV, aneurisma ou alguma outra anomalia vascular – antes de afirmar que era um cavernoma, já que ele não era visível, porque havia sumido ao explodir. A tomografia que fiz agora, a segunda, era apenas para confirmar a forte impressão que tinha de que meu caso não era cirúrgico.

A primeira providência de Zirretta foi procurar Adherbal Maia.

– Ele era o meu interlocutor – diz hoje o neurorradiologista, aos 67 anos. – Como diretor do Samaritano e neurocirurgião, vinha acompanhando o seu caso desde o início. E também porque estava todo mundo de olho no filho do Zuenir e da Mary.

Zirreta disse achar que a cirurgia deveria ser cancelada, e ouviu de volta:
– Olha lá, você está realmente certo disso?
A precaução era justificada: eu já estava até com hora agendada no centro cirúrgico.
– Sim, estou muito seguro – respondeu o médico a Adherbal.
Em seguida, Zirretta ligou para o Dr. Paulo e repetiu sua opinião, já que o sangramento estava sendo reabsorvido, como apontavam os exames de imagem, e eu melhorara clinicamente, como atestava Eliasz. O neurocirurgião perguntou se ele achava mesmo isso. Ouviu:
– Sim, não tenho dúvida.
O Dr. Paulo concordou com o parecer:
– Melhor assim para todo mundo.
Zirretta não era só um realizador de exame, um técnico de luxo. Já estava até no radar de Niemeyer, que o havia convidado para se juntar a ele na Santa Casa. Tinha uma extensa bagagem que incluía especialização em neurologia, neurocirurgia, radiologia e neurorradiologia diagnóstica e terapêutica. Fazia procedimentos para tratar de aneurismas cerebrais, MAVs e patologias vasculares da medula. Além do trabalho na Clínica Felippe Mattoso, era professor da Faculdade de Medicina da Uerj e havia implantado no hospital da universidade, o Pedro Ernesto, um serviço pioneiro de neurorradiologia.
Deixar meu próprio organismo se encarregar de reabsorver o hematoma em vez de fazer uma intervenção cirúrgica foi o melhor que poderia ter acontecido, diz Zirretta:
– Não ia ajudar em nada, já que não havia possibilidade de um novo ressangramento. E haveria riscos em mexer

no andar de cima, ainda que pelas mãos mais habilidosas.

A metáfora com o cérebro se explica: no andar mais alto fica a cúpula de uma empresa e o apartamento mais valioso de um prédio, a cobertura.

A jornalista e escritora portuguesa Isabel Nery também escaparia da cirurgia após seu AVC hemorrágico: "Tratando-se de um vaso tão fininho, uma intervenção cirúrgica poderia causar mais dano do que benefício, aumentando ou recomeçando a sangria. Estava fora de causa abrirem-me o cofre".

Como no meu caso, era melhor não fazer nada. Ela anota em seu livro: "Uma vez que o sangue já tinha andado a bailar anarquicamente pelo meu cérebro, não nos restava outra opção senão aguardar. Para bom entendedor: só podia contar comigo mesma para me salvar".

Numa das folhas do diário, escrevo que um médico me faz uma metáfora futebolística: "Você ganhou um cartão amarelo". Só que, em vez do juiz, quem dera a advertência fora o meu próprio corpo. Ele queria dizer que eu deveria me cuidar melhor dali para frente, me alimentar e dormir bem, me estressar menos, me exercitar. Prometi me disciplinar. Parece o óbvio a fazer, depois de um episódio desses. Mas, olhando hoje em retrospecto, vejo que o susto não foi suficiente para mudanças radicais, até porque, no meu caso, o AVC não tivera nada a ver com meu estilo de vida ruim, com o fato de viver estressado e não seguir uma rotina saudável. Como diz Eliasz, o motivo do cavernoma se romper não é muito conhecido, e a pressão arterial influi muito pouco. Muitas vezes, não sangram – tem gente que vive a vida toda com ele, sem sequer saber. Mas, comigo, ele decidiu explodir por acaso naquela altura da vida e se desintegrou.

3 de agosto de 1995 – Quinta-feira

Estou bem, sem queixas. Faço eletrocardiograma e ecodopplercardiograma. Tudo ok. O diagnóstico definitivo é mesmo "hemorragia em lobo temporal direito". Eliasz anota no prontuário, em letras maiúsculas, a frase tão sonhada: "ALTA HOSPITALAR". Terei que fazer um estudo evolutivo da lesão a partir de tomografias computadorizadas e ressonâncias magnéticas. Poderei acompanhar o desenrolar dos acontecimentos em "regime de observação domiciliar". Nada mau para quem, dias antes, se sentia num filme-catástrofe, em meio a edifícios que derretiam.

Às 10h16, estou sentado na cadeira do quarto, perto de deixar o hospital rumo à casa, pensando que eu escapara por pouco de, no dia seguinte, estar deitado numa sala de operação, com a cabeça aberta e o cérebro revirado, mesmo que pelas mãos do maior neurocirurgião do país.

Antes de sair, passo no quarto de Sérgio e Vânia. É a primeira vez que entro ali. Só os conhecia pelos comentários de meus pais e de Sandra. Levo as flores que havia recebido de amigas dias antes e que se mantinham viçosas. Entrego-as para Vânia e digo:

– Elas me deram sorte, queria que ficassem com vocês.

Nos despedimos, emocionados.

8 de agosto de 1995 – Terça-feira

É o meu sexto dia na casa de meus pais, sob supervisão permanente. Obedeço a uma série de restrições, tudo para evitar grandes alterações de humor. Longe do emprego, em abstinência sexual, estou submetido a uma dieta de filmes adocicados. Ou comédias-pastelão. Queria ver na TV "A lista de Schindler", sou obrigado a me contentar com "Debi & Loide".

O tédio é suavizado pela chegada cotidiana de manifestações de carinho. Vânia, mulher de Sérgio, manda um lindo bilhete: "Mauro, ficamos felizes ao saber que tudo está indo muito bem com você. A plantinha nos trouxe muita sorte, hoje o Sérgio terá alta. Não tínhamos dúvida, pois a beleza do seu gesto e as palavras da Sandra nos davam força e coragem para acreditarmos na beleza da vida. Um grande abraço para vocês, dos novos amigos".

Ótimo saber que Sérgio também vai deixar o Samaritano, poucos dias após minha saída. Anos depois, eu descobriria que ele enfrentou muitos problemas até a alta e esteve entre a vida e a morte. Teve alucinações, trombose, quase perdeu a visão, ficou à base de morfina e passou perto de ficar em coma. Esteve tão mal de saúde que a certa altura Daniel Tabak disse:

— Já não sei mais o que fazer. Vou tentar outro tratamento e ver se tem alguma resposta.

Sua recuperação foi considerada um milagre.

Nos dias de hoje, Eliasz e Zirretta estranham a rotina espartana que passei durante aquele ano na casa de meus pais.

— Não tinha por que você se privar de nada. Deveria ter namorado, trabalhado, lido todo tipo de notícia — diz Zirretta.

Não sei a razão desse dia a dia restrito. Mas assim foi. A cautela acabou sendo boa. Tempos depois, tive uma crise de ausência ao volante: saí do jornal para casa e, quando dei por mim, estava num bairro distante, sem lembranças do que ocorrera.

12 de agosto de 1995 – Sábado

Em sua coluna no "Caderno B" do "Jornal do Brasil", meu pai publica a crônica "Quem disse que o sentimento é kitsch?". Nela, transmite o que lhe vai ao coração e agradece o apoio recebido quando de minha internação. A seguir, alguns trechos:
"Todas as cartas de amor são ridículas, já advertiu poeticamente Fernando Pessoa na voz do seu heterônimo Álvaro de Campos. Não só as cartas de amor, ele acrescentou, mas também 'os sentimentos esdrúxulos'.

Na verdade, por pudor crítico, a gente tende a achar ridículos todos os sentimentos, ou todas as cartas e confissões sentimentais, esquecendo-se de que, como disse Pessoa no mesmo poema, 'só as criaturas que nunca escreveram cartas de amor é que são ridículas'.

Em matéria de emoções, o medo de ser ridículo nos faz mais ridículos. Impomos tantas restrições ao que vem do coração que somos capazes de exibir ideias pobres com o maior desplante, mas temos vergonha de demonstrar até os melhores sentimentos, ainda mais agora que os ventos pós-modernos propõem a razão cética e a lógica cínica como visão de mundo, confundindo tudo com fraqueza ou capitulação sentimental.

Isso fica claro em certas situações críticas, na solidão noturna de um corredor de um hospital, diante de riscos impensáveis, em face da doença de um filho. Nesses momentos, a alma cheia de cuidados e desassossego se abre para o despudor sentimental, para a onda de solidariedade com a qual os amigos, ah, os amigos, banham a nossa angústia.

Aí o que vale não é a linguagem convencional, incapaz de descrever a experiência, mas as formas emocionais de comunicação. Não importam os significantes, mas os significados, os gestos gratuitos, aparentemente sem utilidade, uma palavra apenas, às vezes nem isso, um toque, um bilhete, um aperto de mão, um abraço mudo, um olhar úmido, um símbolo – nada de novo, de original, mas quanto conforto!".

20 de agosto de 1995 – Domingo

Ao longo do ano em que passo longe do "Jornal do Brasil", sou confortado na forma de presentes, bilhetes, telefonemas, cartas, faxes, telegramas e desenhos enviados pelos colegas. Mônica Maia manda um cartão: "Mauro, conviver com você é um raro privilégio, conservado em silêncio, mas com muito carinho. Estou firme na 'arquibancada espiritual'. Volte logo!".

21 de outubro de 1995 – Sábado

É meu primeiro aniversário após o derrame: 32 anos. No hospital, por vezes achei que não chegaria até aqui. Mesmo confinado em casa, sem festa e sem visitas, há muito o que comemorar – logo eu, que não dou a mínima para celebrações. Sou inundado por todo tipo de manifestação de carinho. Recebo de Ceres um casaco e um cartão: "Maurinho, feliz aniversário, breve recuperação e que tenhamos dias fresquinhos para você curtir o suéter que fiz". Minhas amigas Jô e Claudinha enviam um cartão para "o homem que é uma aventura", em que escreveram: "Essa é a primeira vez que nós mandamos flores para um homem... Viu só que importância?!!!".

Faz bem rever nos dias de hoje a caixa de lembranças. Encontro, por exemplo, uma linda ilustração de Liberati e um bilhete do casal Dorrit Harazim e Elio Gaspari, junto com o livro "I can't accept not trying", de Michael Jordan, em que o maior jogador de basquete de todos os tempos mostra como superar obstáculos, manter o foco e não se deixar paralisar pelo medo. Foi enviado pela filha deles, Clara. Eles escrevem: "Mauro, somos todos solidários e torcedores para você voltar logo às quadras de basquete, mas Clarinha é a única que teve a ideia prática de te mandar esse incentivo. Muito carinho". O presente certo, na hora certa. Lançada em 1994, a obra só seria editada no Brasil em 2009, com o título "Nunca deixe de tentar".

1997

Aos poucos, retomei minha rotina. Voltei a morar sozinho e retornei ao trabalho no "Jornal do Brasil". Num dia de 1997, fui com minha mãe ao Carrefour, na Barra. Ela queria comprar plantas. Na fila do caixa, vemos dois rostos familiares: Vânia e Sérgio, o casal com quem havíamos feito amizade no hospital. Nós nos abraçamos efusivamente. Ela estava comprando um vaso de flores e comentamos a coincidência: a última vez que havíamos nos encontrado, mais de dois anos antes, tinha sido na hora em que me despedi do Samaritano e lhes levei flores.

4 de março de 2007 – Domingo

Em 2001, eu havia saído do "JB" e ido para "O Globo" como repórter especial de cultura, chefiado por Artur Xexéo. Seis anos depois, Isabel De Luca, então editora da "Revista O Globo", me convida para assinar também a coluna "Dois cafés e a conta". O primeiro bate-papo é com o diretor Walter Salles, que se tornara pai havia pouco de Vicente. Eu dizia no texto que ele surgira naturalmente como convidado de estreia não porque fosse um dos mais talentosos cineastas brasileiros – e o mais bonito. Tampouco porque seu "Diários de motocicleta" tinha sido visto por 12 milhões de espectadores. A razão principal é que ele fora um dos responsáveis por eu estar ali. Anos antes, preocupado com minha indefinição profissional, cismou de me levar para acompanhá-lo nas edições do programa "Conexão internacional", da TV Manchete. Depois de meses virando noite e passando frio na ilha de edição, agradeci e disse: "Eu posso até não saber o que quero da vida, mas graças a você já descobri o que não quero".

No mesmo dia em que sai publicada a coluna, chega um e-mail de Vânia:

"Mauro, vou tratá-lo com uma certa intimidade, pois há uns 12 anos nos encontramos de uma forma, talvez, mais transparente, de puros sentimentos. Você, seus pais, eu e meu marido, Sérgio. Vocês fazem parte da nossa trajetória. Lembro-me do dia em que você teve alta e foi ao quarto do Sérgio no hospital deixar um vaso de flores e com aquele gesto nos dizer que valia a pena lutar e nunca perder a esperança. Aquela simples atitude está gravada em nossas almas. Hoje, domingo, tomo café da manhã com meu marido, lendo sua entrevista com Walter Salles. Lindo na verdade é você: tão jovem e passando por um momento tão delicado conseguiu ainda ser solidário à nossa dor. Quer maior talento ou beleza?".

2021

Vinte e seis anos depois do AVC, fui atrás de notícias do casal como parte da pesquisa para este livro. Eles foram fundamentais naquele período do hospital, e, mesmo após a alta, com gestos generosos e palavras amigas. Eu tinha poucas informações, além dos nomes, Vânia e Sérgio Fisher, e do e-mail. Na internet, levei um susto ao ler que um advogado chamado Sérgio Eduardo Fisher havia morrido em 8 de janeiro de 2020. Seria a mesma pessoa? Infelizmente, a advogada Daniela Ribeiro de Gusmão, mulher do então presidente da OAB Felipe Santa Cruz, me confirmou. Consegui entrar em contato com o filho de Sérgio, Eduardo, que, ao me ouvir falar sobre o livro, diz: "Tenho certeza de que Vânia, companheira incansável, ficará feliz em se lembrar dessa época".

O encontro com Vânia, adiado pela pandemia, só aconteceu em março de 2022. Peguei o metrô à noite em Ipanema e segui até a casa de sua filha Giselia, na Barra.

Em meio a taças de vinho e pizzas caseiras feitas por

Giselia – "como o Sérgio gostava", diz Vânia –, tive a chance de conhecer melhor meu antigo companheiro de hospital. Vânia surpreendeu-se quando relembrei que a nossa convivência em 1995 durara tão pouco:
– Essa amizade toda foi de apenas dez dias? A relação com seu pai foi tão intensa que achei que tinha durado pelo menos um mês.
O relógio do hospital é mesmo diferente, constatamos. Nós dois nos perguntamos por que as duas famílias não procuraram retomar o contato após a internação.
– A amizade ficou ali talvez por não querermos macular aquele sentimento tão puro e solidário que nasceu entre nós no momento em que me senti mais vulnerável e sensível – ela tenta responder. – Foi tão mágico que talvez tenhamos achado melhor manter as lembranças e não mexer em nada, e o contato entre as famílias acabou ficando no campo da sublimação.
De fato, embora distantes fisicamente, Vânia e Sérgio procuraram manter-se próximos de nós. Ela explica a razão:
– No hospital, tínhamos no quarto em frente um jovem que poderia ter sua vida terminada ali. Quando vimos que deu certo, passamos a acompanhar a sua trajetória e a vibrar com suas vitórias e conquistas. Temos um carinho muito grande por você. Comentávamos: "Olha o que o Mauro escreveu".
Giselia revela que eles sabiam do meu casamento com Ana, da coluna no "Globo", do lançamento do livro, do nascimento dos filhos, Alice e Eric. Agora era a minha vez: eu queria saber mais sobre Sérgio. Ele havia se recuperado bem da internação de 1995. Em 2014, porém, veio a má notícia: num exame de rotina no urologista, constatou-se

a recidiva da leucemia mieloide aguda. Passou a fazer quimioterapia mensalmente.

– Mas vivia bem, ainda realizou muitos projetos e teve anos bastante produtivos, do ponto de vista pessoal e profissional. Lutou com bravura – diz Vânia.

Ela apostava na recuperação do marido. Mas, em maio de 2019, seu estado de saúde se complicou e, em julho, teve que ser novamente internado no Samaritano, cuidado pelo mesmo Daniel Tabak de antes, só que agora um dos mais conceituados oncologistas do país.

– Essa internação foi muito diferente da primeira, em 1995, quando a parceria que fizemos, eu, Sérgio, você e seu pai, nos dava estímulo. Os dois pacientes daquela época eram de uma leva boa – diz Vânia, bem-humorada. – Já em 2019 vivenciei a solidão do corredor de hospital de que seu pai falava.

Quando o quadro se tornou irreversível, a família optou por levá-lo para casa. Foi a melhor opção. No começo de janeiro de 2020, Tabak visitou Sérgio e recomendou que ouvisse música, ficasse com os parentes, lesse poesia, pensasse em coisas boas. Ele aproveitava a presença da neta Maria Giulia, com 7 anos à época, filha de Giselia, que segurava sua mão e desfilava vestida de Ariel, a Pequena Sereia.

– Daniel o ajudou a se despedir – diz Vânia. – Conforme a doença se acelerava, mais sólido se tornava o nosso amor e a admiração de um pelo outro. A doença enfraqueceu seu corpo, mas fortaleceu as boas lembranças dos 32 anos de convivência.

Sérgio enfrentou os momentos finais com muita dignidade. Não queria morrer, achava que ia ganhar mais um tempo, mas não reclamava. Sentia muitas dores. Mesmo assim, não se vitimizava, não perguntava "por que eu?", não achava que era castigo divino. Numa última consulta com seu terapeuta, Sérgio disse: "Não tenho nada do que reclamar. A vida me foi muito generosa".

A despedida não foi fácil, lembra Vânia:

– Quando vi que meu marido estava morrendo, chorava, descontrolada. Pedi perdão a ele, como se tivesse esse poder de não o deixar morrer. Custei a entender que não tinha. Pedia, de forma egoísta, que não fosse. Disse três vezes: "Meu amor, meu amor, meu amor". Ele me consolou, me acalmou, fechou os olhos e partiu.

Sérgio morreu 13 dias depois de deixar o hospital, aos 74 anos, cercado pelos familiares e com o cão yorkshire Muleke deitado a seu lado na cama.

Se Sérgio formou uma família amorosa e unida – considerava Giselia sua filha –, na vida profissional foi igualmente bem-sucedido. Tornou-se uma referência na advocacia e deixou um legado de correção e ética. Havia começado a carreira como estagiário num grande grupo de advocacia, o Kincaid, e chegara a sócio, até abrir seu próprio escritório. Da área de direito de família passou a contencioso cível. Mas seu grande orgulho era ter militado pelos direitos dos advogados e lutado para modificar a OAB.

Tabak manda uma mensagem em resposta ao pedido de autorização para ser citado aqui: "Querida Vânia, a ausência de Sérgio persiste muito sentida. O registro da sua história será um chamado à resiliência e determinação tão significativos no tratamento do câncer. Obrigado por poder ser parte dessa história".

Como o leitor deve ter percebido, fiquei muito tocado pela história de meu companheiro de hospital. Quanto mais sabia, mais lamentava não tê-lo procurado antes.

2022

É hora de falar sobre as promessas feitas por meus pais. Ele cumpriu uma delas: parou de fumar logo após minha alta, encerrando 53 anos de vício. Mas não voltou à igreja. Tentou, mas percebeu que soava artificial demais. Já minha mãe levaria tempo até se livrar do cigarro. Por mais que eu cobrasse, ela saía pela tangente. Um dia, do nada, parou de vez. Isso já tem mais de 20 anos.

Quanto a mim, ganhei como única sequela, pelo menos aparente, uma epilepsia secundária, controlada por anticonvulsivantes que tenho que tomar para o resto da vida. De tempos em tempos, sou obrigado a trocar de remédio, por causa dos efeitos colaterais. A promessa de uma vida mais regrada ficou no papel, mas, por conta dos medicamentos, a doença tem sido mantida sob controle e nunca mais se manifestou. A exemplo de Sérgio, a vida me tem sido muito generosa.

Depoimentos

A empatia tem mão dupla

Lorraine Veran
médica clínica e paliativista

Depoimento a Luciana Medeiros

Meu primeiro contato com um cadáver na escola de Medicina foi um choque. Aos 16 anos, eu nunca tinha visto um morto. O cadáver, totalmente nu, estava em uma mesa fria, debaixo da luz branca. E eu só conseguia pensar que ele estava ali, sozinho, exposto, olhado como um objeto pela turma. E que o corpo é sagrado. Esse corpo – de uma pessoa que morreu na rua sem identificação – ia para "o corte". E, a partir daí, eu entrava na aula prática de Anatomia com uma certa reverência. Aqueles cadáveres, que estavam ali para o meu aprendizado, para fazer avançar a ciência, eram de pessoas que tiveram histórias, emoções, amaram, sofreram.

 Atravessei a faculdade sem contato com a abordagem humanista expressa na linguagem, nas artes, na fala, na expressão, naquilo que nos faz gente. O estudante entra idealista, sonhador, sentimental, mas algo acontece nesse trajeto que nos despe da empatia. A maioria absoluta começa o curso muito jovem. E existe, é claro, um mecanismo de defesa, para evitar o sofrimento inerente ao cotidiano de um médico. Se não houver – e não havia na minha formação – uma ferramenta para lidar com perdas, dores, a parte dolorosa do mundo que nos chega às mãos, aquele jovem pode virar o protótipo da autoridade inquestionável, ou a pessoa gelada. Irônico, isso: o corpo gelado sobre a mesa me despertou a inquietação e me incomodou aquela falta de humanidade.

Fui para a Terapia Intensiva, por 24 anos. Ali, o médico é um deus. A distanásia corre solta – a obstinação de manter o doente vivo a qualquer preço, mesmo ao custo do sofrimento do paciente. Não se lida com nenhuma expressão, nenhuma manifestação do doente. São bipes, máquinas, tubos, pressão intensa e constante para tirar aquela pessoa da vizinhança da morte. É mão única. Mesmo com a família o contato é ligeiro, são notícias, não é um vínculo.

Nos CTIs, tudo aquilo – principalmente o fato de não ter uma relação com a pessoa que eu tratava – começou a me incomodar. Migrei para a oncologia. E em 2013 comecei a escrever poesia, de uma forma tímida, mais para mim mesma do que para os outros. Eu tinha uma paciente oncológica da qual me aproximei muito, e essa amizade foi o gatilho. Na época em que ela faleceu, reuni o material escrito e pensei em sistematizar.

Foi quando busquei a Medicina Narrativa, estudando a abordagem proposta pela Rita Charon. Os conceitos e a técnica que ela sugeria vieram ao encontro desses sentimentos. No CTI, nas emergências, não há narrativa, que pressupõe continuidade, encadeamento: a atuação do médico é um ponto estático e isolado. Charon sugere o uso dessas ferramentas: a literatura, o cinema, as artes plásticas, o trajeto dos próprios criadores como expressão do ser humano. Ela traz a ideia da escuta ativa. Hoje, para mim, já especializada em cuidados paliativos, a Medicina Narrativa é enormemente importante.

Meu pai, para quem escrevi o livro "O sopro do Cosmo", sofreu demais com a depressão ao longo do câncer que o acometeu. Não era mais o homem que ria, gargalhava com a gente, ao jeito da família portuguesa e italiana. Quando a doença chegou, levou toda a vitalidade dele, mesmo sendo tratado de todas as formas. Há quem siga por esse caminho e a gente tem que aceitar o fluxo, trabalhar com aquilo. É como na música: a pausa é tão importante quanto o som.

Eu não tenho uma técnica única ou específica para me aproximar do paciente. Quando um doente é mais calado, mais retraído, pensativo, eu respeito. Às vezes tento chegar aos familiares para entender a dinâmica, o temperamento. Mas falo o que penso, o paciente respondendo ou não. Um dos casos que estão no meu livro é o de um homem na faixa dos 40 anos, ativo, brilhante, que recebeu o diagnóstico de um câncer de pâncreas num Dia das Mães. Ele não aceitava o tumor de jeito nenhum: gritava e xingava todo mundo no hospital, era mal-educado - não comigo, porque eu representava outra coisa como médica. Mas não queria conversa. Eu respeitava o momento dele, mas explicava o tratamento, agia com carinho. Afinal, se eu me retraísse também, não teria diálogo nunca! Até que um dia, eu entrei e o vi colorindo aqueles livros de mandalas. "Caramba, se isso aí é para você vencer o estresse, a mim ia estressar mais ainda!". Ele deu uma gargalhada. A partir daí, começou a conversar. Era uma dor imensa. Jovem, com filho pequeno, um prognóstico muito ruim. A vida sendo arrancada assim. Ele morreu uma semana depois disso. Ao longo do caminho, fui percebendo que a empatia tem mão dupla. Quando o contato se estabelece, os pacientes nos enxergam também como pessoas: "Hoje quem não está bem é a senhora. O que houve?". Quando você está aberto para receber, está aberto para mostrar também. Precisamos aceitar a vulnerabilidade e saber lidar com ela.

Mas quero crer que haja uma mudança em curso. A pandemia, por pior que tenha sido, trouxe bastante reflexão. Não deixemos sumir na poeira a ideia de humanidade consolidada por tantas perdas, de um luto muito complicado. Tomara que isso se contraponha à liquidez dos relacionamentos e à mediação fria dos recursos da tecnologia.

A falta de base humanística e a imaturidade dos estudantes alimentam a prepotência e o distanciamento do médico em sua vida profissional, infelizmente. Com recursos da tecnologia tão avançados, piorou. É preciso usar a tecnologia com equilíbrio, em benefício do paciente, mas, acima de tudo, reconhecer o lado emocional da pessoa, o lado psíquico, enxergar o ser humano total e não uma doença.

Eu gostaria que os conceitos de humanidades na medicina tivessem uma penetração maior na formação médica, nos futuros profissionais. Só eles podem mudar essa história. Já há faculdades que oferecem essa disciplina: Estácio e Uerj, no Rio de Janeiro, além de outras instituições em São Paulo e Minas Gerais. São ainda pontuais. Mas o caminho é esse.

Lorraine Veran é médica clínica e paliativista, escritora, membro da Câmara Técnica de Cuidados Paliativos do Conselho Federal de Medicina e da Academia Brasileira de Medicina de Reabilitação. Publicou os livros "Cenas: um diálogo com a vida" (crônicas, Ed. Vertente, 2017) e "O sopro do Cosmos" (poemas, Ed. Vozes, 2018), entre outros; colaborou e coordenou diversas publicações sobre Medicina Narrativa.

Onde o corpo encontra a mente

Margaret Waddington Binder
psicanalista e psicossomaticista

Depoimento a Luciana Medeiros

Há muitos anos, atendo como psicanalista pacientes que sofrem também de doenças orgânicas – crônicas, graves, com dores e mutilações, condições que acabam por desorganizar o aparelho psíquico. Eu diria mesmo que, nos dias atuais, é raro que algum paciente procure um psicanalista e não traga, além das suas questões emocionais, algum mal-estar no corpo.

A psicossomática psicanalítica, numa visão atual, vai muito além da abordagem terapêutica de tratar doenças provocadas pela mente ou pelas emoções: aborda o ser humano como um todo que adoece e também que se cura. As pessoas estranham quando aponto o curar-se como tão importante quanto o adoecer, como acontece, por exemplo, na minha experiência com pacientes de câncer: fica evidente que, quando acaba o tratamento efetivo externo, pode se instalar um sentimento de angústia e de abandono: "E agora, quem está brigando por mim?". Essa é a hora em que o paciente volta a assumir o comando da briga, do seu corpo. A bola está com a sua cabeça, seu sistema imunológico.

E como dar conta de tantas fantasias, que já existiam mas foram potencializadas ao longo da doença, muitas delas inconscientes? Alguns pacientes trazem, na chegada, um sentimento de vergonha, raiva; é como se não tivessem sido fortes o suficiente para não deixar aquilo acontecer. Outros precisam abrir mão de algum benefício secundário conseguido com a doença. Para alguns deles, o momento da doença é o momento em que o outro se interessa por você – às vezes, equipes inteiras. O outro toca, dá atenção.

O adoecer é sempre um momento de muita regressão e a terapia vai ajudar o sujeito a entender sua doença, o papel dela na sua vida, como incluí-la em sua história.

Recebo muitos pacientes encaminhados por médicos que acreditam no benefício de estar mentalmente harmonioso e equilibrado para se sair muito melhor da doença, ou ultrapassar momentos de grande tensão. Por exemplo, uma pessoa vai ser transplantada, mas há uma longa espera pelo órgão. Que fantasias acompanham aquele órgão tão esperado? O que aquele órgão trará do seu primeiro dono? Vejo um paciente chegando depois de uma cirurgia de câncer, com dreno; é muito interessante observar que, a princípio, aquele dreno é precioso, a pessoa o acomoda numa almofada, tudo está contido ali, o paciente precisa mostrar pelo que está passando. Mas o surpreendente é que, em pouquíssimo tempo, não se fala mais daquilo. E a vida emocional ocupa aquele lugar por inteiro. Ou ainda aquele paciente que faz diálise e traz a agulha para que eu veja o seu tamanho, mostra a fístula em seu braço. Mas logo estamos falando das outras fístulas, buracos, sentimentos de dependência, vazios que a vida deixou.

É comum trazerem exames físicos, porque essa é a forma como muitos têm vivido: vão a médicos e mais médicos, sua história é contada através de números, gráficos e imagens. Eu olho, deixo a pessoa falar sobre aquilo, mostrar seus exames: "Agora, o que você quer me contar de você?". E trabalhamos a história, a vivência traumática, o momento difícil. E muitos se surpreendem com o fato de que há uma história que acompanha todo aquele adoecer. O oposto vale aqui. Já recebi telefonemas de médicos me agradecendo por ter pedido a um paciente que fosse ao seu clínico ou especialista, que checasse o coração ou que fizesse endoscopia. É uma norma para o meu trabalho: sempre que alguém chega com sintomas orgânicos importantes, peço checagem clínica para conferir se a pessoa está com alguma doença, ou mesmo se o estado emocional já causou danos físicos – para a gente trabalhar à vontade, em segurança, sem medo.

Já tive pacientes de quase 100 anos. Uma delas vinha duas vezes por semana e a família não entendia. "Mamãe, você está indo lá a essa altura para quê?". E essa senhora respondia: "Olha, vocês não sabem nada, um minuto de verdade vale a vida toda".

Escrevi, há alguns anos, o artigo "O rei e a omelete de amoras". É o caso de uma paciente que tive, estrangeira e idosa. Ela não queria mais seguir no tratamento de um câncer avançado e me procurou. Estava ficando cega, muito regredida, mas veio mesmo assim, despedaçada. Às vezes, eu abria a porta e pensava: "O que ela espera que eu dê?". Em determinada sessão, ela foi falando e eu acompanhando. E, de repente, me dei conta de que ela estava falando em seu idioma natal.

Não sei uma única palavra do idioma dela, mas eu estava absolutamente dentro da conversa. Entendendo tudo. Em parceria. Fiz ali uma interpretação sobre a saudade que ela, naquele momento, sentia da mãe – uma mãe maravilhosa que, em tempos de guerra, de privação absoluta, em que eles só tinham farinha de trigo na despensa, fazia biscoitos de borboleta, urso, estrela. As crianças riam e tentavam adivinhar qual seria a forma do biscoito.

É claríssimo que, antes da morte, se forma uma última díade, uma última dupla, se a pessoa tiver quem se ofereça para essa dupla. Os analistas que atendem esses pacientes precisam ser capazes de se oferecer para formar essa dupla, que é muito semelhante à primeira dupla da vida: mãe e bebê.

Parceria é a palavra-chave. Uma boa – e bela – parte do trabalho do analista é testemunhar a existência do outro, ouvir dele o que nunca contou para ninguém. Nem para si mesmo. Aquilo ganha realidade, aquilo existe e, se alguém pode escutar, é porque pode ser suportado. Isso porque, no caso da pessoa que traz o drama absoluto – "eu vou morrer" –, em geral ninguém ao redor quer escutar. A família vai falar "imagina, você está melhorando". Aqui, ele me diz: "Margaret, eu vou morrer". Eu escuto. Respondo: "E o que você acha disso? O que você sente quando pensa que vai morrer?". Construímos juntos o lugar onde ele pode falar de verdade com o interlocutor que não vai fugir. Pelo contrário, vai se oferecer para ir junto até o final. Aquela pessoa sabe que vai estar acompanhada.

Vejo profissionais de saúde que focam um sintoma, um membro, um órgão e não consideram que aquela pessoa tem uma história. Felizmente, acho que muitos médicos estão mudando, começando a perceber que precisam enxergar e tratar a pessoa inteira. Tenho experiência, como paciente, de ir ao médico uma primeira vez, voltar depois com exames, ir de novo e não ser examinada nenhuma das vezes. E aí pergunto: "Mas o senhor nunca examina o paciente?". E já ouvi em resposta: "Não é necessário, tudo o que eu preciso ver está aqui nos exames". Uma vez, ousei perguntar: "O senhor não acha que o toque do médico seja benéfico?". E ele não entendeu que o curador, o médico que toca em você, em seu corpo, o médico que chega perto, este é fundamental.

Médicos são pessoas que atendem pessoas e, me parece, poucos se submetem a uma investigação de si próprios; muitos não têm as questões internas trabalhadas. Na dor, na fragilidade e na morte, eu lido com a minha dor, a minha impotência, a minha fragilidade, a minha finitude. Quem evita olhar para tudo isso em si ergue um muro. É como se todos os aparelhos diagnósticos e exames de laboratório ficassem entre esse profissional e o paciente. Essa é uma queixa comum.

Há pacientes com dor, urticária, alergia que marcam consulta; vão ao médico, voltam para casa com receitas, pedidos de exame e ficam bem, sem fazer nada. Precisavam de alguém que os recebesse como pessoas, os escutasse, que os reconhecesse como seres humanos de subjetividade única.

A primeira paciente terminal que atendi em quase 40 anos de clínica era uma moça jovem, linda, vistosa. Internada, se mantinha em estado de fúria, não deixava ninguém chegar perto dela, nem para examinar. Não queria nada comigo também. Numa ronda de médicos, ela disse: "Dr., fala a verdade, eu sinto que vou morrer". E o chefe da equipe respondeu: "Não, Fulana, quem te operou fui eu, sei como você está". Eles numa alegria falsa e ela querendo falar da morte. Eles saem, ela se vira e me fala: "E depois quem precisa de psicólogo sou eu...".

Ainda internada, me chamava por nomes aleatórios: Ana, Márcia, Teresa. "Não, Fulana, eu sou Margaret". O que tinha acontecido para que não dessem a ela uma identidade? Ela então me contou que, na fila das macas na porta do centro cirúrgico, ela era a maca 3 que ia para a sala 4, não a Fulana que estava aterrorizada.

Essa paciente chegou a sair do hospital, e vinha ao consultório. Perguntava sempre: "Margaret, quanto tempo você acha que eu tenho?". E eu respondia: "A gente nunca sabe. Sabemos que você está com uma doença muito avançada" – a realidade que era negada por aquela equipe médica. A essa altura, a irmã dela, uma bailarina, foi atropelada e morreu. "Você tinha toda a razão. Não sabemos", ela disse. Chegou perto da janela – isso me emociona até hoje – e falou: "Estou me despedindo de você vendo o sol, a vida". E eu respondi: "É, você agora pode morrer porque está viva".

De outra vez, atendi um senhor que mal conseguia falar; só chorava, lívido: "Dra., preciso contar uma coisa: eu vou morrer". E chorou, chorou, até que eu falei: "Presta atenção um minutinho porque eu também quero contar uma coisa: nós todos vamos morrer". Ali ele entendeu que esse é um barco que todos vamos pegar, uma viagem que faremos todos. O que é importante? Como me preparo para ela, como faço a minha mala, o que eu levo nela e o que deixo para trás.

A pandemia, aliás, trouxe incerteza para todo mundo. Médicos, analistas e pacientes na mesma situação: com medo. E com a morte nos calcanhares. Os profissionais de saúde viveram o impasse de não haver tratamento nem cura, "eu não sirvo para nada".

Na psicossomática como a entendemos hoje em dia, partimos do princípio de que qualquer um pode adoecer a qualquer momento. De que recursos, de que ferramentas cada um dispõe para enfrentar desde um tubo de ressonância até uma quimioterapia, um transplante? É uma negociação o tempo todo, de corpo e mente. Acho que o pulo do gato da psicanálise e da medicina é esse encontro.

Há uma crença popular muito cruel: "Fulano fez um câncer", "provocou um AVC", "detonou um infarto". Não é raro receber pacientes culpados, envergonhados. Não é nada disso; existe no mental/emocional uma dinâmica sofisticada, muito econômica, que determina quanto de energia psíquica cada um pode distribuir e que caminhos tem para ela. Quando essa energia não encontra um caminho mental, de pensamento, se manifesta também no corpo. Uma pessoa superestressada fica gripada, tem dores de estômago, diarreia. "Não consigo processar, processo com o corpo". Isso nos fala dessa comunicação: sou corpo e cabeça, físico, emocional, mental.

Doenças são expressões que dependem de muitos fatores – ambientais, comportamentais, genéticos, hereditários, gatilhos. Quem traz um aparelho psíquico sem recursos, mal estruturado no início da vida por qualquer razão, pode não conseguir negociar as forças internas e, com isso, tenderá a adoecer mais e de forma mais grave.

Toda vez que temos alguma coisa no corpo, vamos tê-la mentalmente também. E vice-versa – o mental também se expressa no corpo. O ser humano é um conjunto. Meu trabalho de graduação como analista efetiva se chamava "Posso entrar com meu corpo? Ou eu devo deixá-lo na sala de espera?". Para alguns terapeutas, tudo é mental, tudo é psíquico, tudo é emocional. Não é. Às vezes, a questão mental é muito forte, não encontra expressão e vai tender a usar o corpo. Às vezes, é o corpo quem traz as suas questões. Às vezes, para aquele sujeito que teve o seu aparelho mal constituído nos seus primórdios, o sofrimento é grande demais, persistiu tempo demais, ninguém pode processá-lo facilmente.

Felizmente, há um movimento multidisciplinar que vem crescendo em importância. Um dos caminhos para o diálogo é o estímulo à expressão dos pacientes e o aprimoramento da comunicação dos médicos com eles, com as famílias e principalmente consigo mesmos.

É curioso: um sintoma clássico do paciente psicossomático é a alexitimia, a incapacidade de nomear sentimentos. "O que você está sentindo?". "Uma coisa aqui...". A pessoa aponta para o centro do peito... é angústia. Emoções que não têm nome. Na hora em que aquele sentimento ganha nome, ele é iluminado.

E eu estimulava, sim, que as pessoas registrassem tudo. "Ah, não tem nada para dizer". Claro que tem: a que horas você acordou, que dia é hoje, o que veio no café da manhã, quem é a enfermeira? Quando você fala ou escreve, acessa uma estrutura. Aquilo se ancora na realidade que a pessoa está vivendo. Já propus a elaboração de diários para situações de internação hospitalar em que não havia privacidade. A pessoa aceitou imediatamente e manteve a escrita até morrer. E eu chamava o diário de "meu coterapeuta". Fazia parte das consultas.

Para finalizar: nós, psicanalistas psicossomáticos, trabalhamos num lugar quase invisível, mas povoado por coisas que não puderam ser representadas; um lugar onde o corpo encontra a mente.

Margaret Waddington Binder é membro da Associação Psicanalítica Internacional, membro efetivo da Sociedade Brasileira de Psicanálise do Rio de Janeiro, membro titular do Instituto de Psicossomática de Paris, membro da Associação Internacional de Psicossomática Pierre Marty e do Grupo de Pesquisas Sándor Ferenczi

Curar algumas vezes, aliviar muitas vezes, mas consolar sempre

Ivan Santana
neurocirurgião

Depoimento a Luciana Medeiros

DIÁRIO DE UMA ANGÚSTIA

A saúde, hoje em dia, virou assunto de comunicação de massa. Por causa das redes, os médicos recebem doentes com primeira opinião emitida pelo Dr. Google. Os pacientes chegam dizendo: "Tenho duas hérnias de disco na coluna". "Eu não perguntei o que você tem; perguntei o que você sente". E mais: não basta dizer "a senhora tem uma hérnia de disco". Você precisa provar que aquele sintoma do doente corresponde a uma hérnia de disco, porque ela sai dizendo: "Tudo o que ouvi daquele médico, eu já vi no Google". Ela já teve aula, fez pesquisa. E a maioria chega questionando.

Para meus residentes e acadêmicos, eu sempre disse: em primeiro lugar, a gente escuta o doente; depois, tem que tocar no paciente e aí, mesmo antes de olhar exames, chegamos a uma hipótese diagnóstica. Vejo que há muita gente traumatizada por entrevistas ruins com médicos. Ouço: "Dr. não é todo mundo que olha na cara da gente, não". Médicos que não tocam no paciente! Tocam só na caneta e no papel ao fazer o pedido de exame".

Vou fazer 46 anos de formado pela Escola de Medicina e Cirurgia, que hoje é a Unirio. Fiz vestibular em plena ditadura, em 1970.

O Hospital Municipal Miguel Couto é a base da minha carreira. Para mim, não faz diferença atender no ambulatório ou no meu consultório: é rigorosamente a mesma coisa. Para mim, não dá para ter cara quadrada para o doente público e cara redonda para o doente privado, até porque o diagnóstico é o mesmo. No hospital público, às vezes, não se tem condições técnicas. E, às vezes, os planos de saúde também atrapalham. Por exemplo, numa cirurgia de um tumor no cérebro, na área da palavra, eu quero ter monitorização, acompanhamento neurofisiológico durante o ato operatório; saber, na hora em que eu retiro o tumor, se o nível de atividade elétrica na área da palavra cai. O doente pode ficar sem falar ou sem entender o que se fala com ele. Mas o SUS não paga, nem o plano de saúde porque não está no rol da ANS. E existem situações, por exemplo, em que não dá para fazer a cirurgia sem ter a neuromonitorização.

Eu diria que, de 20 anos para cá, venho notando que se acentuou demais, na medicina, a dependência da tecnologia. O médico está ficando essencialmente técnico. Em 1974, eu era acadêmico e frequentava extraoficialmente o setor de neurocirurgia do Hospital da Lagoa, onde meu professor de Anatomia atuava como neurocirurgião – eu já entrei na escola querendo essa especialidade. Tinha acesso a sessões clínicas e a algumas outras coisas. Minha base está ali, com Renato Tavares Barbosa, de Minas Gerais, que foi professor emérito de Neurocirurgia com base na Sorbonne.

Aprendi com ele que, em medicina, você deve curar algumas vezes, aliviar muitas vezes, mas consolar sempre. Esse é o entendimento da medicina francesa, europeia, mais humanizada. E o sistema de saúde inglês, o NHS, é o melhor do mundo. Já o segundo melhor plano de saúde universal é o SUS. Mas a gente observa que a medicina americana dominou o mundo. E não é de hoje.

Nos anos 1950, um médico brasileiro teve um câncer no terço inferior da laringe, nas cordas vocais, e foi se tratar nos Estados Unidos. Viram que era inoperável e não havia possibilidade de cura. Mas ele foi submetido à radioterapia, torraram a carótida dele e, por causa disso, teve um acidente vascular e ficou hemiplégico. Chegaram para a esposa dele e disseram: "Pode levá-lo daqui porque não vai sair mais nada". E deram alta.

Agora, essa interação entre o paciente e o médico, entre o médico e o entorno do paciente vem mudando com a "tecnologização" da medicina. Ainda não mudou completamente. Há situações penosas, dolorosas para todo mundo e há um fenômeno básico: quando você chega perto do doente, já se envolveu com ele.

Às vezes, o médico coloca muros ao seu redor. Mas há dois tipos de muro. Um é o de proteção, quando a pessoa sofre, se envolve, sabe que vai sonhar com o doente. E há o muro de quem é frio mesmo. Até um certo ponto, é preciso se cuidar para não sofrer por todo mundo. Se não houver alguma técnica de proteção, o médico não exerce a sua ciência e a arte.

Mas tem coisas que não dá para a gente esquecer. Pouco tempo atrás, atendi no Miguel Couto um menino de 18 anos, forte, absolutamente saudável, que já chegou em coma, intubado. Ele havia entrado de moto na traseira de um ônibus parado. Era o potencial doador de órgãos, o doente em cujo prontuário você escreve "preenche os critérios clínicos de morte encefálica". Olhei as pupilas dele – dilatadas e fixas. Aliás, os americanos desenvolveram um aparelho que mede o tamanho da pupila, coisa que sempre fiz com uma lanterninha ou até um laringoscópio.

Nesse ponto, veio um enfermeiro: "Dr. Ivan, a mãe desse menino quer conversar com o senhor". Era uma senhora jovem, de 39 anos. Fui descrevendo a situação, só não mencionei o termo "morte encefálica" porque hoje a gente tem que preencher um papel oficial, timbrado, com os questionamentos todos e, no final, atesta que o paciente está no nível mais baixo da escala que mede o coma. Os exames são feitos com seis horas de diferença. Somente aí o hospital aciona o Rio Transplante, que dispõe de técnica especial para abordar a família, com o protocolo deles.

Conversando com a mãe, eu disse que todo o organismo dele estava funcionando bem, menos o cérebro, que comanda tudo. Essa mãe, chorando, perguntou: "O senhor permite que eu faça uma oração ali?"; e vi aquela senhora, uma evangélica, cantando o seu louvor ou o seu réquiem para aquele menino que já não estava ali. Dali a pouco, ela voltou. "Dr., eu vim aqui pedir uma caridade para o senhor. Eu queria que o senhor abrisse a minha cabeça, tirasse o meu cérebro e botasse no meu filho". A lágrima dela descendo, eu chorando.

A gente vê tantos e tantos dramas! Há os sucessos também, mas o que marca é a dor. O caso do operário com um vergalhão na cabeça, que eu operei e foi para os jornais, para mim é perfumaria. Uns dez anos antes, eu tinha operado um menino de 10 anos em Goiânia que saiu para caçar passarinho com espingarda de pólvora. Ele botou muita pólvora no cano e, na hora do coice da arma, o cano se soltou e entrou pela testa. Salvamos, e esse menino ficou definitivamente hemiplégico, mas foi embora andando sem auxílio, usando somente o braço e a perna esquerda.

Numa emergência, não há tempo para ficar elucubrando. Um acidentado inconsciente vai direto para a tomografia. Alguém acordado, lúcido, como o rapaz do vergalhão, precisa responder a questões básicas para checagem do funcionamento neurológico – nome, endereço, data de nascimento. O operário do vergalhão respondeu tudo, lúcido e orientado. "Levanta o braço direito, o braço esquerdo, a perna". Ele levantou. E fomos serrar o vergalhão para ele poder entrar na tomografia. Aquilo ali era cirúrgico. O caso dele foi levado para a Universidade de Columbia.

Há na emergência um tipo especial de comunicação. Durante seis meses, dei plantão dia e noite no Miguel Couto. Aquilo é um "cabaré de bandido", a confusão de acidentes, bêbados. É um desespero. Meninos de 16 anos, meninas de 18 anos com overdose de cocaína, com 28 de pressão, sangrando pelo nariz, pelo olho, pela boca, sangrando pra dentro... Num caso assim, de adolescente que chegou em estado crítico, fui dar a notícia para a mãe dele. Ela respondeu: "Graças a Deus, Dr.". Isso acabou comigo.

Sou francamente favorável à humanização da medicina. Mudar alguma coisa na formação do médico em direção a uma humanização é na escola. Mas, como oferecer uma disciplina humanista se a escola está abandonada?

E, como negro, acho necessário falar de relações humanas no ponto de vista do racismo. Vivi muitas histórias. Dentro do Miguel Couto, com mais três enfermeiras negras, uma senhora que havia sofrido um acidente doméstico sem gravidade me olhou e disse: "Eu não gosto de médico preto" – a seco e sem anestesia. Respondi: "Mas o que temos para agora sou eu". Atendi, é claro. O maior erro do médico é a omissão de socorro. Nós temos no Brasil dois tipos de pele, a pele alva e a pele alvo, que é a nossa.

Esse é um outro lado, o lado doloroso, dramático que eu tenho de equilibrar. Mas, seguindo sempre o lema do meu mestre, repito: acima de tudo, cuidar, curar e sempre, sempre consolar.

Ivan Santana Dorio é médico formado pela Escola de Medicina e Cirurgia do Estado do Rio de Janeiro (hoje Unirio), com pós-graduação em Neurocirurgia no Hospital da Lagoa. Depois de trabalhar por 12 anos em Goiânia, entrou por concurso no Município do Rio de Janeiro, lotado na Neurocirurgia do Hospital Miguel Couto em 1994; e, também por concurso federal, no Hospital do Andaraí. Aposentou-se do primeiro em 2021 e em 2022 completa 75 anos, sendo aposentado compulsoriamente do segundo.

O olhar, a escuta e a empatia

Chrystina Barros
executiva da saúde

Depoimento a Luciana Medeiros

A medicina ocidental nasceu nos mosteiros medievais, lugar das autoridades religiosas e da elite social e econômica da época. Ao lado dos médicos, sempre homens, havia a equipe que cuidava, vista como um acessório. Essas enfermeiras, sempre mulheres, tinham dois perfis antípodas: as prostitutas, para quem aquilo era um castigo, e as freiras, que cumpriam uma missão. Com esse desenho, os cuidados de saúde se cristalizaram em polos – a ciência dos homens, masculina, determinadora e "abaixo" deles, o cuidado feminino, que "obedece". O perfil do mundo masculino, na origem das escolas de medicina, ainda prevalece.

Traduzindo: a comunicação, no contexto da saúde e em vários outros, passa por relações de poder – o poder de decisão, a prerrogativa da prescrição pelo médico. A cuidadora é pouco ou nada nessa dinâmica. Hoje, algumas discussões de gênero e diversidade já são mais explícitas; outras, ainda não. Fala-se em experiência do cliente, comunicação não violenta, não sequestrar a conversa, mais escuta do que fala, acolhimento. Mas, em muitas medidas, esses debates ainda não atingem o cerne das relações de poder institucionalizadas na saúde.

Hoje, o mundo todo está endurecido, mas isso vale especialmente para a saúde. Fazendo um recorte na questão do médico, constato que vivemos, e viveremos ainda por um bom tempo, em um modelo "hospitalocêntrico". É no hospital que tratamos as pessoas, com uma medicina curativa. Isso, numa sociedade adoecida no seu conjunto, que toma pílulas para dormir, para se manter acordado, para ir ao banheiro, para ficar focado ou alegre. Com a pandemia, ficou claro que, tanto quanto um vírus, estamos encarando uma crise de valores essenciais e fundamentais da humanidade. O melhor remédio é conseguir dar voz, conseguir falar, registrar o que estamos passando.

Nasci com educação na veia e sempre fui muito curiosa. Meu pai, apesar de não ter estudado, era vendedor da Editora Globo e tínhamos, assim, todas as pontas de estoque de enciclopédias como Larousse e Barsa. O primeiro dinheirinho que ganhei foi como explicadora de Matemática, quando fazia o curso normal no Carmela Dutra nos anos 1980. Coloquei uma plaquinha na porta: "Dá-se aula".

Como enfermeira, vivenciei uma diversidade de situações – tanto no ambiente privado quanto na saúde pública – em que me vi como tradutora de uma versão da ciência construída de forma rebuscada. Os garranchos incompreensíveis dos médicos são até simbólicos nessa postura. Eu agia como intermediadora para um paciente amuado, encolhido diante daquele especialista de jaleco branco se colocando a distância. A comunicação na saúde precisa ter um acolhimento especial, que não sufoque a pessoa, que permita que o outro respire, coloque as suas dúvidas, fale, não se sinta intimidado. É nossa obrigação escutar, ouvir e entender como fomos compreendidos. Eu tenho um conhecimento que o paciente ou a família não tem. Em contrapartida, jamais saberei o que eles vivem. Isso vale para todos que cuidam por profissão e formação.

Nessa pandemia, pude experimentar a comunicação intensificada, inclusive por grandes meios – televisão, veículos impressos, por redes sociais. No meu mestrado e meu doutorado, percebi certa resistência, um olhar meio torto por muita gente da própria academia. Escrevemos artigos científicos para aquele mundo à parte. Aí entra outra divisão na sociedade: a academia e o mundo prático.

É uma construção coletiva preconceituosa de ambos os lados. Há uma parte da academia cheia de soberba, que resvala ou mergulha na arrogância e, desse modo, não fala com a prática. E há o dia a dia, que já parte do princípio de que a academia é erudita, e assim não consegue trazer a mensagem dela para a prática.

A Covid-19 ofereceu a grande oportunidade de repensar a entrega de informação e conhecimento ao mundo com linguagem simples, direta; um discurso que precisa ser compreendido. A ciência entrou no cotidiano do leitor, do espectador; todo mundo hoje quer entender como a vacina é feita, como a Covid pega, se é grave – às vezes, achando que a vida pode ser colocada numa fórmula matemática infalível.

Quando os profissionais de saúde – e aí me incluo – fazem essa interlocução nos meios de comunicação de massa, se expõem para os dois lados: academia e público. Para a academia, quem não está escrevendo ciência, quem aceita falar com a mídia é quase um desviante. A academia julga o tempo todo, testa suas credenciais, sua coerência é

150% cobrada. Claro que precisamos ser coerentes, inclusive reconhecendo que somos falhos. Esse exercício não é simples. A mim, deu muita dor nas costas, dor de barriga, dor de garganta e crises de labirintite.

Há outro ponto: o volume de publicações científicas é brutal. É impossível qualquer profissional se manter 100% atualizado. Aliás, o que é estar atualizado? Com que conteúdo? Para quê? E, infelizmente, a academia, os jornais, as revistas científicas em alguns momentos corromperam o seu próprio valor, na publicação pela mera publicação, por interesse econômico, para engordar currículo Lattes. Qual a contribuição efetiva disso tudo?

* * *

Em novembro de 2020, descobri um câncer de mama. Fui diretora de operações do Américas Centro de Oncologia Integrado, no Rio de Janeiro. Instalei algumas máquinas de radioterapia e cuidei ao todo de sete delas, desde comprar, até acompanhar o transporte, chamar a equipe técnica para instalar, fazer o teste de calibragem... Sabia o que tinha por trás de cada uma delas.

Quando entrei na máquina de radioterapia, eu sabia o que significava cada estalo. Ali, como paciente, deitada numa posição incômoda, não podia me mover sequer um centímetro para a radioterapia atingir o alvo. O técnico, com carinho, me pedia para relaxar. Eu recebia aquelas palavras de coração aberto; sabia que ele queria dizer "entrega, confia, tenta não sofrer". Só que não era o que queria escutar naquela hora. Eu não podia relaxar ali, tinha que ficar naquela posição difícil. Ele dizia "relaxa" e eu chorava.

Quando o choro vinha, ele não falava nada, provavelmente por respeito. Olha quanta comunicação truncada! Você, ao se expor, se coloca nas mãos do outro e as decisões precisam ser tomadas em conjunto. E essa interação só acontece quando se estabelece, antes de tudo, uma relação de total confiança, que não se dá fundamentalmente pela competência técnica. Ela se dá pelo olhar, pela escuta, pela empatia.

A nossa linguagem verbal, que em tese complementa a não verbal, corporal, se constrói a partir de quem somos, de como nos enxergamos e nos posicionamos neste mundo. E não somos seres predominantemente racionais, somos, antes de tudo, emocionais. Quando não se compreende como um todo, o ser humano tenta domesticar as emoções com o intelecto. É "feio" sentir medo, expor a fragilidade. E o médico, o enfermeiro, o cuidador é frágil também. Tem dor de barriga e tristeza.

O grande exercício é se conhecer. Como posso me propor a cuidar do outro sem antes cuidar de mim? O risco de adoecer é muito grande. E o risco de não conseguir cuidar é gigantesco!

Isso se agudiza na gestão da saúde pública. Como tratar o paciente com recursos reduzidos, lidar com uma pessoa que precisa de uma exceção para viver, mas que nesse caso consome o recurso de todos? A saúde tem muitas nuances a serem consideradas.

Essa é uma das muitas questões éticas, mais uma camada de relacionamento consigo mesmo, com o outro e com a sociedade. A ética navega por isso tudo. Que valores humanos estão sedimentados, de que princípios a gente não pode abrir mão? Discute-se, em nome da liberdade de expressão, dar voz ao neonazista, por exemplo. São ideias que, em tese,

DEPOIMENTOS

a civilização não quer mais. É o mesmo caso dos antivacinas. Meu pai me levava para tomar vacina e depois eu ganhava um pirulito, um algodão-doce, uma pipoca. Hoje, adultos que cresceram saudáveis graças às vacinas – até profissionais da saúde estão nesse grupo – privam seus filhos dessa proteção, de maneira cega. Nossa população historicamente aderiu ao programa de imunização. A vacina trouxe 30 anos a mais de expectativa de vida. Erradicamos doenças! E, de repente, a vacinação é vilanizada em nome de uma pseudoliberdade? Como é que a gente reproduz isso na nossa fala?

Estamos falando de valores, muito mais do que de conhecimento.

Fiz um curso sobre felicidade em Berkeley, Califórnia. Nós, latino-americanos, somos estudo de caso. Como podemos ser felizes sem riqueza? Na eterna discussão se dinheiro traz felicidade, bem... traz, até determinado nível. Os americanos concluíram em um estudo que ter até 75 mil dólares/ano faz diferença ao garantir a condição básica de felicidade; é o suficiente para se ter acesso a segurança alimentar e habitacional, além de dignidade. Acima desse valor – 300 mil, 400 mil, 1 milhão, 2 milhões de dólares – não faz diferença... A surpresa foi ter gente feliz na pobreza da América do Sul. Como nós somos felizes sem dinheiro? Com que lente vemos o mundo?

A saúde não tem preço, mas a prática assistencial tem custo. Será que a saúde pode ser privada? Será que ela pode combinar com o lucro? E, se sim, em que medida? Tudo interfere na prática profissional. E soma-se à onipresença da tecnologia. Usamos tecnologia dura – máquinas, medicamentos, vacinas, metodologias de gestão. Assim, a própria comunicação reveste-se dessa dureza. Mas existe a leve, a relacional, aquela do olho no olho. Na Covid-19, dependemos da tecnologia leve, até as vacinas surgirem para nortear a prevenção. Antes disso, tudo dependia exclusivamente do relacional, da informação, do comportamento, do exemplo, da inspiração, da empatia... A conceituação teórica da tecnologia leve é muito importante.

Na pandemia, mesmo depois do desenvolvimento da vacina, que é uma tecnologia dura, precisamos demais da tecnologia leve – a capacidade de orientar, confortar, lidar com a ansiedade do paciente, mostrar que cada um de nós faz parte de uma cadeia maior de transmissão. Os profissionais de saúde adoeceram em quantidades absurdas. A população que precisa de assistência tem que se reconhecer como parte dessa cadeia de transmissão, até para preservar esse recurso que é para cuidar da saúde. Turnos inteiros de profissionais se contaminaram e não puderam trabalhar. E não só para atender quem tinha Covid, mas para cuidar do infarto, do acidente de carro, da embolia, do câncer, do cuidado paliativo.

O estresse não é ruim por si. É o que nos prepara para a luta. O problema é não sair do nível máximo de estresse. Os profissionais de saúde se adaptaram ao uso de EPIs (Equipamento de Proteção Individual) o tempo todo. Isso traz segurança, é importante para a saúde física e mental. Mas foram quase três anos em que a luta não cessou. Estresse crônico, tóxico e nocivo, medo com a Ômicron, mais exaustão – quem achou que ia descansar passou a cobrir os colegas doentes nas escalas de trabalho. Insônia, hipertensão, alimentação precária, insegurança, o humor se foi, a coluna idem, as sequelas da Covid. E o emocional reflete tudo. O mundo está exausto. Quem vai sobrar para contar a história? Quem é que vai cuidar de nós, que cuidamos dos doentes? Tudo nos afeta no mais íntimo da emoção.

E há também os que se apropriam da informação para seus interesses, como uma arma. Não sabemos que consequências isso vai deixar na nossa formação profissional e na cultura. O que nos devolve a questão: temos que falar de pessoas. Quando alguém tem poder no seu grupo – um cargo, uma posição eletiva, um diploma – a responsabilidade é imensa.

Há ainda a imposição da nova realidade virtual. A tecnologia é muito bem-vinda, mas é preciso ter limites. Hoje o cérebro não tem tempo de descansar. O celular é um cupim da atenção. Ficamos todos navegando com o dedo, sem tempo de digerir, ecoar, transformar um pensamento. Cadê a beleza da vida? Viver exclusivamente no virtual não funciona. O cuidado em saúde não é cinema, é teatro. Acontece ao vivo, de acordo com o humor de quem participa.

Se a sociedade vai colocar inteligência artificial para cuidar de pessoas, está criando psicopatas. Estamos tratando de cultura e de memória coletiva, e a comunicação é a ferramenta que perpetua a cultura. Por pessoas, para pessoas, com pessoas – este é o sentido de viver e trabalhar na saúde.

Chrystina Barros, enfermeira, executiva e gestora, é fundadora da Humaniz, empresa especializada em cuidar do ambiente de trabalho e pessoas na saúde, para resultados em todas as dimensões.

Medicina não é ciência, mas arte

Luiz Roberto Londres
cardiologista

Depoimento a Fernando Boigues e Luciana Medeiros

"O médico que só medicina sabe, nem medicina sabe" e "O médico que por sua vez não é filósofo, nem médico é". Essas duas frases são do médico e pensador espanhol José de Letamendi (1828-1897), que também era poeta, compositor e político.

Medicina Narrativa é um pleonasmo. Qualquer consulta precisa começar com o estabelecimento da relação médico-paciente.

Numa consulta, não estão ali apenas um paciente e um médico, mas duas pessoas, cada uma em sua integralidade biopsicossocial-espiritual. Quando vinha um paciente para a primeira consulta, antes de perguntar qualquer coisa, eu falava: "De onde você é? De São Paulo? Conhece lá o Dr. Fulano? Você trabalha com quê? Gosta do que faz?". Eu conversava com as pessoas. Só depois, estabelecido esse laço, eu perguntava: "O que o traz aqui?". Assim começava o segundo ponto, essencial, chamado de anamnese.

A primeira parte dessa conversa específica é ouvir a queixa principal. A segunda, traçar o histórico da doença atual. Essa dor aparece quando? Quando o senhor faz exercício? Ao se alimentar? Irradia para algum lugar? As demais partes da anamnese são o levantamento da história patológica pregressa, a história familiar, a história social e profissional.

Só depois de tudo isso, finalmente, você faz o exame físico e pede algum exame complementar. Na minha época, exames se destinavam não a fazer o diagnóstico, mas a confirmar ou não a hipótese diagnóstica e a quantificá-la. O médico e professor norte-americano Howard Barrows escreveu que, com uma anamnese bem-feita, o médico chega a uma hipótese diagnóstica correta em 90% dos casos. Só depois ele deve pedir exames. E uma estatística recente, de um grande laboratório, aponta que cerca de 80% desses exames vêm com resultados normais – o que mostra, claramente, a desnecessária quantidade de exames solicitados.

Na minha época de recém-formado, atendi um rapaz que apresentava um quadro intrigante, com quatro sintomas que não tinham a menor coerência entre si. Como eu havia aprendido que só se passa para o exame físico depois de ter alguma hipótese, continuei conversando com ele. De repente, vi o elo entre aqueles sintomas: o período de início de cada um. "Eu fui à Copa do Mundo da Inglaterra e dois meses depois..."; "Eu ia passar o Natal em São Paulo com a família, mas não pude ir porque três meses antes..."; "Eu estava em Petrópolis, no feriado da Independência, e aí...". Sempre em setembro. Entendi a importância dessa data. Passei a falar da sua vida. Durante seu relato contou que tinha ficado noivo. Quando? Em que mês? Em setembro, disse ele.

Para mim o diagnóstico estava evidente, mas, como não

se deve falar do que o paciente está negando, perguntei sobre o noivado. "E tudo isso não está atrapalhando o seu noivado?", eu joguei na conversa. E, de repente, ele mesmo fez o diagnóstico: "Acho que o meu noivado é que está me deixando assim".

O fato é que ele adorava a noiva, se dava muito bem com a família toda, que era, aliás, muito rica. Para melhorar o salário e manter o padrão de vida da noiva, ele havia mudado de emprego e estava apavorado com a possibilidade de não durar no trabalho. Minha sugestão foi que ele conversasse com o futuro sogro: "Vá a ele, fale dessa nossa consulta e retorne daqui a três semanas". Ele voltou totalmente curado. O sogro havia reafirmado que apoiava o casamento e estaria à disposição se houvesse algum problema financeiro.

Imaginem quantos exames teriam sido pedidos e quantos medicamentos receitados nos dias de hoje...! Na época em que me tornei cardiologista, além dos exames laboratoriais, quais exames complementares havia para casos como esse? Eletrocardiografia, além dos exames de imagem que se resumiam a radiologia e radioscopia. Nada de ressonância, tomografia e ultrassonografia. Como médicos, tínhamos que desenvolver o cérebro com o raciocínio clínico.

A conversa é terapêutica, pode inclusive curar. Ao comentar com meu pai que metade dos meus atendimentos era de pessoas sem doença física, ele replicou: "Só metade? Você deve estar adoecendo alguns".

O fundamental é que o médico aprenda a história natural da doença, tenha o conhecimento intelectual, somado à sensibilidade na hora da consulta. Na minha opinião, deveria ser proibido chamar os exames complementares de medicina diagnóstica. Há a questão da formação do médico. Quando me formei, em 1965, na Guanabara e no estado do Rio de Janeiro havia quatro escolas médicas: três na capital e uma em Niterói. Todas públicas e excepcionais. Os melhores hospitais do Rio eram públicos. O presidente da República vinha para o Hospital dos Servidores do Estado. O Souza Aguiar era exemplo na urgência e emergência. Eu trabalhei no Hospital da Lagoa, no Miguel Couto, no Pedro Ernesto e no Aloysio de Castro. Todos fantásticos.

Hoje, só existe um país com mais escolas médicas do que o Brasil: a Índia. O Brasil já ultrapassou a soma das escolas médicas dos Estados Unidos e da China. Muitas de nossas escolas foram abertas visando prioritariamente dar lucro a seus proprietários. Isso me lembra dois livros fundamentais que todos os estudantes deveriam ler: de Noam Chomsky, "O lucro ou as pessoas", e, de Danilo Perestrello, um dos grandes mestres que eu tive, "A medicina da pessoa".

A minha formação foi voltada para esse lado, com Danilo Clementino Fraga (meu primeiro chefe) e Carlos Chagas Filho, que, além de cientista, trazia um componente espiritual fora do comum, tendo sido presidente da Pontifícia Academia do Vaticano por 20 anos. Aprendi ciência de verdade. E fui dono de hospital privado. Para evitar qualquer conflito, eu tinha salário e não dividendo, de forma a não contrapor a atuação do hospital e um desejo de lucro.

Nosso Instituto de Medicina e Cidadania, aberto em abril de 2016, quer desenvolver a ideia da volta da medicina à sua melhor prática, incluindo atendimentos de diversas especialidades em comunidades, em consultórios de voluntários e o emprego de terapias não alopáticas, que trazem benefícios sem efeitos colaterais e com economia. É, naturalmente, uma organização sem fins lucrativos.

Não se pode reduzir a medicina ao corpo do paciente ou a estudos científicos. Você tem que pensar com amplitude e profundidade. Como é importante a inserção em um mundo maior! Um dia, um amigo da juventude me deu o livro "A ciência da natureza humana", do psicanalista Alfred Adler. Fiquei tomado por aquela obra. E logo procurei uma livraria onde comprei "Psicanálise e religião", de Erich Fromm. Devorei. A partir de então, tornei-me um leitor compulsivo, procurando tudo o que cercasse a personalidade humana. Hoje, minha biblioteca tem dez mil livros, e eu li pelo menos 70% deles.

E, sempre que possível, eu ia me encontrar pessoalmente com os autores que admirava. Dentre esses encontros, passei um dia inteiro na casa de Gilberto Freyre, no Recife, trocando ideias sobre o livro "Sociologia da medicina" – foi uma experiência sensacional! Adoro também antropologia e filosofia da medicina; são disciplinas que, na verdade, fazem parte intrínseca da medicina.

Em 52 anos de hospital, nunca dei uma ordem. Traçava os objetivos e ficava à disposição para que aquilo fosse atingido. Minha tese de mestrado na PUC, sobre o encontro médico, está em um livro, com outros artigos, chamado "Iátrica, a arte clínica – Ensaios sobre a teoria da prática médica".

A medicina não é uma ciência. É uma arte. A parte subjetiva da medicina é indissociável da técnica. Não pode ser reduzida, como disse Nelson Rodrigues, aos idiotas da objetividade. A verdadeira medicina é um encontro de pessoas. As relações humanas estão, portanto, no seu núcleo.

O cardiologista Luiz Roberto Londres é poeta, mestre em Filosofia pela PUC-RJ, pai de sete filhos. Entrou para a Universidade do Brasil (hoje UFRJ) em primeiro lugar. Transformou a Clínica de Repouso São Vicente em um respeitado hospital geral. Está à frente do Instituto de Medicina e Cidadania.

A história dos meus desejos

Christian Dunker
psicanalista

Depoimento a Luciana Medeiros

A experiência do adoecimento, especialmente quando implica a necessidade de grandes cuidados, parece ser uma espécie de parênteses no fluxo da vida, uma interrupção, uma suspensão. E cada adoecimento, no fundo, nos remete – e isso parece ser uma característica geral da experiência humana – a experiências anteriores, àqueles momentos difíceis que foram bem ou mal resolvidos.

Tudo isso faz parte dessa forma crucial que podemos chamar de cuidado de si. Estão aí os médicos, os saberes e as tecnologias; mas esse trio está, a meu ver, a serviço do cuidado que cada um tem consigo, e funciona melhor quando está numa posição relativamente subsidiária. Ser cuidado vem depois da ideia do cuidado de si, ainda que alguns poucos a pratiquem, ou pouco a cultivem. Isso envolve movimento, higiene e alimentação, mas também compreensão da vida, entendimento e clareza sobre a maneira de atravessar os seus momentos mais críticos.

Essa tradição de buscar o entendimento antecedeu a psicanálise e as psicoterapias e antecedeu, inclusive, a forma moderna da medicina. É uma espécie de atitude filosófica. Nos primórdios da filosofia, além do trabalho de buscar a compreensão do mundo, havia a ideia de propiciar-se uma vida que valesse a pena.

Aqui, abre-se um leque de questões: de que maneira, para cada um, a vida pode valer a pena? O que significa valer a pena? O que é uma vida entendida como uma obra? Ou como uma missão? Para a nossa época, essas questões se concentram na ideia de que uma vida deve ser julgada em seus próprios termos – pelos desejos, pelas iniciativas, pelos interesses, pelas patologias, pelas limitações daquele que a está vivendo.

E, na medida em que a gente se distancia do conceito de que a verdadeira vida começa depois da morte, e vai se contentando com a ideia de que o que temos é essa aqui mesmo, ganha especial relevância a ideia de que uma vida vale a pena na medida em que possa ser contada e transmitida. Ou seja, na medida em que é mais que uma vida e não acontece solitariamente: conecta-se com outras vidas. Nossa vida acontece com aqueles que nos amam, aqueles que nos cuidam, com os nossos inimigos, numa espécie de rede.

Num momento como o do adoecimento, o tal parênteses, essa rede somente pode ser recuada para uma espécie de apreciação de si mesmo se pudermos contar com algum dispositivo histórico – a começar pela história dessa vida. Pode ser um relato minucioso de tudo que aconteceu, ou um fragmento; pode ser um grande momento; pode ser uma representação. Mas, qualquer que seja o recorte ou a maneira de contar, coloca para cada um a pergunta: "Afinal, o que está sendo isso, o que foi isso?".

Aqui, a gente retoma um dos grandes teóricos do cuidado de si. Sêneca dizia que a única hora realmente importante, a hora em que a pessoa está autorizada a fazer filosofia, é quando já se está olhando para a morte. Antes disso, você está querendo ganhar dinheiro, se casar, tantas coisas a fazer... É na hora do confronto com a finitude, numa doença grave, ou quando estamos mais velhos, que realmente refletimos, dizemos algo sobre a vida que vale a pena para o coletivo. A própria vida pergunta, de forma quase inerente, se vale a pena ser contada. E em que termos, para quem, como.

Alguém pode achar que não. Ou se sentir incapaz disso, e querer que outros a contem. Ou pode realmente estar incapacitado, caso das demências, de bloqueio de linguagem, perda cognitiva.

Contar envolve não apenas o impulso da expressão: também precisa de ferramentas. Como fazer isso, como tirar isso de mim? O que, nessa mensagem, eu quero que me represente? São duas tarefas distintas, exprimir-se e se fazer representar. A expressão tira. A representação coloca, marca, deixa aquela pessoa ser contada de outras formas, por outras pessoas, com outros sistemas. Pode ser um legado, um ato, uma denúncia, uma carta em torno do suicídio, um testamento, despedidas.

Temos aí outra dimensão, aquela em que você é capaz de teorizar e, em alguma medida, aceitar a própria finitude. Os dois processos são importantes, não colocados em uma hierarquia, mas como estilos: mais expressionistas e mais interessados, por assim dizer, em se representar.

O trabalho da expressão e da representação é muito relevante para a sobrevivência psíquica do sujeito em situações extremas. De alguma forma, afeta a capacidade de resiliência, de luta, de engajamento, de implicação, porque acaba produzindo uma resposta, ainda que parcial: "Sim, valeu a pena por isso e por aquilo". Essa implicação é muito importante na nossa experiência de adoecimento: na medida em que temos adoecimentos mais graves, vamos perdendo a nossa independência e caminhando para a posição de passividade que a palavra "paciente" já descreve.

A dependência e independência são indissociáveis da existência humana. O ser humano começa a vida dependente e a dependência vai diminuindo progressivamente. Quando envelhecemos, voltamos a ser dependentes – às vezes um pouco mais, outras um pouco menos. Dependemos de plano de saúde, de médico, das pessoas que cuidam da gente, da infraestrutura comunitária.

Mas ser dependente não é igual a perder a autonomia. A dependência aumenta, ou se reduz, você perde e ganha de novo. Já a autonomia é um processo na relação de si para si e na relação com o outro. Escolher o que se quer e como se quer, até o fim da vida, tem relação com a capacidade de contar a sua própria história. De expressá-la, mas também de representá-la de tal maneira que se veja o fio condutor, que se chama "desejo".

Muitas vezes, esse processo permite que a pessoa aceite melhor a sua dependência dos médicos, dos exames, sem confundir isso com a sua autonomia: eu posso ser dependente, eu posso me deixar, assim, cuidar pelo outro porque eu estou cuidando de mim; na minha autonomia, sou ativo no tratamento, tomo decisões, informo o médico, procuro cuidados melhores ou piores, divido tudo isso com quem está comigo nessa viagem. Consigo fazer essa dupla tarefa, a de lidar com a dependência e a independência e com a autonomia e a heteronomia.

É autônomo aquele que consegue dizer: "Estou seguindo por aqui, esse caminho no fundo é a minha lei, foi o que eu fiz". O oposto da autonomia não é a dependência, mas é a heteronomia – quando, por exemplo, uma criança quer uma série de coisas, mas não consegue ser consequente. A criança ainda está ingressando no mundo coletivo, aprendendo a conquistar sua autonomia, se emancipar. Como diz Kant, a capacidade de se autolimitar, por escolhas: o que fui escolhendo, que escolhas eu, inclusive, não vou efetivamente realizar, mas vou transmitir para os outros.

São escolhas, não utilitárias, mas na história, a história dos meus desejos, que pode continuar no desejo dos outros; ganhei dos outros que vieram antes de mim e vou passar para os que me sucedem.

Ao escrever, falar, cantar, estamos partilhando o momento e a experiência, com os seus conflitos e limitações no processo de encadeamento e de transmissão dos desejos humanos. Na medida em que se consegue partilhar com o outro, está cuidando melhor de si. É o truque, o pulo do gato. Escrevemos para alguém, mesmo que muitas vezes a gente nem saiba para quem está escrevendo; ainda que exista um prazer, um diálogo interno. Escrever é uma materialidade que sobrevive. Na hora em que se escreve, o efeito colateral é que a gente se lê, assim como a gente se escuta ao falar. De novo, é um potencial de retomada de engajamento, de compromisso com o que você já foi. Uma vida bem vivida é aquela que se realiza fora de si mesma; nos seus termos, mas em relação aos outros.

A vida ganha mais consequência. Ao mesmo tempo, deixa de ser apreciada no crivo da culpa, que muitas vezes é dominante. Culpa pelo que fiz ou não fiz, pelos amores que eu não tive, as solidões que eu não procurei; por fumar, beber, comer, o que for. Quando a gente adoece, é muito frequente que brote um sentimento moral de que estamos sendo punidos, por mais que se saiba que não é verdade. E, veja, o léxico aplicado ao tratamento – "vou lutar com a doença"; "venci"; "guerreiro" – é, no fundo, um vocabulário bélico, de vencedores e perdedores. Aquele que não consegue é alguém que "perdeu". Enfrentar uma doença grave é uma luta mesmo, claro, mas a escolha dessa terminologia denuncia também uma espécie de moralidade.

Uma boa escrita vai além e faz a superação dessa moralidade erguida pela culpa em prol de uma moralidade mais ligada à implicação, inclusive com a sua própria vida, com o seu próprio tratamento.

Pelo ângulo da escuta e da expressão dos profissionais de saúde, em especial dos médicos, é consenso que eles têm cada vez menos formação para conhecer a si próprios e para ouvir o paciente. São submetidos a rotinas de trabalho nas quais não conseguem o tempo para ver, ouvir, dar explicações necessárias, imergir naquela espécie de pacto que torna o tratamento mais eficiente, mais pungente. Tudo isso custa, aloca recursos. Por trás dos médicos, existem companhias, hospitais, empresas cuja orientação é "não faça isso" ou "só faça isso para aqueles que podem pagar muito", "faça o seu trabalho de forma acelerada porque todo mundo ganha mais e não perde tempo". E na nossa sociedade, se alguma coisa custa, alguém vai pagar – "então, vamos cortar isso porque é como se isso não existisse e não importasse".

Eu já escrevi alguns livros sobre História da Clínica, História da Medicina, como a psicanálise se relaciona com isso. Vivemos hoje uma espécie de morte da clínica. A maioria dos médicos sabe operar com resultados, testes, mas isso não é clínica. Clínica é olhar para o paciente, obter uma primeira impressão de como ele está, fazer a anamnese, ou seja, seguir com o paciente o curso do que está acontecendo, a história, promover o desesquecimento do que acontece com ele. A partir daí, se faz a parte diagnóstica, a cirurgia, a decisão da terapêutica.

Clínica leva tempo, implica que você se incline para o paciente, que seja humilde e respeitoso com a doença a ponto de poder deixá-la falar através daquele paciente. É o que toma tempo e o que nossa época tolera muito mal.

O segundo ponto é mais pessoal: envolver-se com o paciente é deixar o sofrimento desse paciente alcançar você. Além disso, vem o sofrimento dele, da tia, do sobrinho, do filho, do gato, do ex-marido, um mundo inteiro. Há médicos que dizem: "Se eu deixar isso acontecer, não atendo mais do que um paciente por dia. Vou ficar abalado, não tenho formação para processar o sofrimento". De fato, escutar o paciente em vez de dizer "faça isso", em vez de, no fundo, tentar silenciá-lo, exige uma atitude que é profissional, mas também ética – e que muitas vezes é chamada de humanização do tratamento.

Portanto, parece tudo óbvio e ótimo, mas quem vai pagar por isso? E o profissional aguenta? O paciente vai ficar com raiva, vai brigar com você, vai vivenciar o sofrimento chutando e mordendo quem está em volta. Em outro momento, sendo muito grato; num terceiro momento, fazendo, enfim, aquilo que é próprio da experiência compartilhada, a de sofrer junto.

E há o terceiro ponto: quem não consegue cuidar de si não vai cuidar bem do outro. A vida dos médicos, seus plantões e seu desgaste moral, a sua remuneração... será que eles conseguem cuidar de si? Não apenas da alimentação, de exercícios físicos, mas se dispor a analisar seus sonhos, suas ideias, suas fantasias? Que história têm contado, e para quem? Plantões em sucessão, desgaste, frustração. A taxa de suicídio entre médicos e estudantes de medicina é altíssima, numa resposta à vida insana que não tem ajudado nessa dimensão.

Nesse sentido, a pandemia da Covid-19 educou e deseducou os profissionais de saúde, ao produzir efeitos ambíguos e contrários. Para quem conseguiu aprender com tudo o que houve, a pandemia mostrou que compartilhar situações agudas, vulneráveis, de limitação minora o sofrimento; reduz a "vergonha" de ter adoecido. Fomos feitos para sofrer juntos e essa comunhão passa por três ações, três práticas.

A primeira diz respeito ao campo do reconhecimento – o que está acontecendo? Muitas vezes o reconhecimento que recaiu sobre os profissionais de saúde foi ambíguo. Aplausos, sim, e muitas críticas, até ataques nas ruas por estarem a favor da vacina, representarem a ciência. Isso afeta toda a gramática de reconhecimento, a gramática moral: é um castigo divino, engole, cala a boca e aceita, não geme, não chora. Dizem que alguém foi ótimo porque não reclamou. Por que reclamar é ruim? "Por que você precisa ser um bom paciente"?

A segunda condição é a "narrativização": ser capaz de contar a história do que aconteceu. Em geral, dá-se pouca ênfase para isso com os cuidadores, com os médicos e eles sentem que não são capazes de manter o fio da meada. Quando uma parte dos pacientes procura o Dr. Google, pode não ser para competir com o médico. É para fazer, de um jeito meio patológico, a história do que se está vivendo: "Esse diagnóstico que eu tive, outros tiveram antes de mim, outros vão ter depois de mim". São elementos para compor uma história e isso é muito bom; dizer: "Essa história sou eu que estou contando". Mas, para fazer isso, eu tenho que poder narrá-la. E, para narrá-la, preciso ser escutado ou ter algum endereçamento, ter alguém comigo. E é mais difícil fazer isso em plena solidão.

A terceira condição é conseguir fazer alguma circulação, transitivação de afetos, do que estamos sentindo, perceber como o outro sente aquilo que você está experimentando. Pode ser empatia, simpatia, identificação, transferência, projeção... O problema é dar com uma parede gelada, um vazio. Ou, pior do que o silêncio ou a aparente indiferença, uma atitude comiserativa ou punitiva.

Enfim, as dificuldades da pandemia e a limitada compreensão do papel dos médicos talvez tenham ajudado a formar médicos melhores. Ou, pelo menos, aqueles que não ficaram piores vão ficar muito melhores, porque tiveram de lidar com afetos inusuais como "tenho medo de pegar o vírus, de levar para a minha família; me falta EPI; meu amigo fez uma bobagem, pegou e morreu; a equipe está sendo dizimada; as pessoas estão deixando de trabalhar...".

Há os que desistiram da profissão, se demitiram do processo, um tanto por falta de suporte, pelas condições sub-humanas, os maus-tratos. Da impossibilidade de experimentar aquele afeto com o paciente, da importância, do medo que ele não pode deixar que transpareça, do ressentimento do seu colega, da briga com quem não acredita em vacina dentro do circuito da saúde. Foi devastadora essa conjunção política, biopsíquica, social, ética, moral e – por que não? – do desejo.

Christian Dunker é psicanalista, professor titular do Instituto de Psicologia da Universidade de São Paulo, escritor, colunista e articulista.

Palhaçada necessária e transformadora

Mauro Fantini
biomédico, professor e palhaço

Depoimento a Luciana Medeiros

Dizem que há tantos palhaços quanto seres humanos – e que o palhaço tem muita similaridade com a criança que você foi, antes de ter crachá, assinatura de e-mail. Eu acredito nisso.

Sou biomédico e sempre estive ligado à ciência e à saúde, especialmente do ponto de vista laboratorial. Passei muitos anos em laboratório, fazendo medidas quantitativas, descobrindo quanto tempo demora para rejeitar o órgão transplantado, se a transferência dos linfócitos isso, aquilo outro e tal. Essa foi minha formação. Mas, despretensiosamente, bem de curioso, acabei caindo na linguagem do palhaço.

Eu acompanhava o grupo do qual Cláudio Thebas fazia parte, o Jogando no Quintal. Cheguei lá levado por uma amiga de faculdade que tinha uma irmã atriz e palhaça. Fui um pouco sem ânimo, mas adorei – era justamente o espetáculo desse grupo do qual o Thebas fazia parte. Assisti muitas vezes, virei fã.

Um dia, quando estava no segundo ano do meu doutorado, eu assistia ao espetáculo pela enésima vez, me divertindo muito, vendo os camaradas improvisando (a cena era sobre uma melancia podre no deserto), e reparei: "No palco, eles parecem estar se divertindo também, não estão só fazendo um trabalho. Será que é legal ser palhaço?". No fim do espetáculo, a trupe distribuiu um panfletinho: Marcio Ballas ia dar uma oficina de palhaço, de um fim de semana. Fui, adorei, fiz outra e outra e parti para um curso de um ano.

Não demorou para que eu mergulhasse ainda mais nessa linguagem. Já conhecia os Doutores da Alegria e entrei numa ONG, a Operação Arco-Íris, que promovia visitas de palhaços a hospitais. Isso começou a me dar outra visão de saúde, de atendimento, de interação com os pacientes.

Por um bom tempo, essas atividades correram em paralelo. De um lado, eu era biomédico, em pesquisa científica; logo depois, comecei a ensinar na Universidade São Camilo, aqui em São Paulo, onde sou docente até hoje. A minha vida de palhaço não tangenciava a "carreira séria".

Mas, por estar na educação médica e também viver essa experiência de palhaço em hospital, comecei a me interessar muito pelos temas de humanização do atendimento. Meu pai é psiquiatra e foi um dos fundadores do serviço de apoio aos residentes médicos dentro da Universidade Federal de São Paulo, a Unifesp, acompanhando jovens médicos que trabalham loucamente, ganham muito pouco e são cobrados – a culpa sempre é deles... Têm altíssimas taxas de depressão e suicídio.

E comecei a frequentar congressos e palestras de educação médica. Via que alguém ia lá na frente e dizia: "Precisamos humanizar a medicina". Aplausos! "Precisamos ver o paciente como um todo". Aplausos! "Porque ele não é só doença, ele é a pessoa também". Aplausos! E aí acabava a palestra, todo mundo levantava e eu ficava me sentindo um ignorante. Ninguém discordava, mas será que só eu não entendia como se faz isso?

E um dia, acabada uma aula que eu dava sobre parasitologia, doença de Chagas, mortalidade, um grupinho de alunos de Medicina ficou na sala conversando. Percebi que eles eram de uma liga de humanização. Fui até eles e ouvi: "Professor, a gente gosta da Medicina e do curso, mas falta alguma coisa na nossa formação. Não sabemos se é música, poesia, dança, esporte". E ali falei pela primeira vez para alunos: "Olha, eu sou palhaço". Eu tinha certo receio de não ser respeitado, de perder credibilidade.

Mas eles me entenderam muito bem. Eu propus uma oficina, que virou uma série. Vimos que alguns dos alunos estavam realmente interessados. Então, inspirados num grupo de palhaços chamado Sorrir É Viver, da Faculdade de Medicina do ABC, escrevemos um projeto oficial de extensão universitária. Isso foi em 2010. A faculdade aprovou e, desde então, estamos em atividade, rendendo horas complementares para o curso. E criamos o grupo Narizes de Plantão.

E eles amam. Ouvi há pouco de uma das alunas: "Aqui eu me sinto amada". A pessoa se encontra, descobre um lugar para se expressar dentro da nossa esquisitice, desperta o palhaço que já existia dentro dela e ela não conhecia.

Uma história: Thaís, enfermeira, a palhaça Caetana, do Narizes de Plantão, já estava formada e trabalhando em hospital. De jaleco branco, entrou num quarto onde estava um rapaz jovem na cama, com pouca movimentação por causa de um AVC recente. O irmão o acompanhava. Ela viu duas baquetas de bateria e perguntou por que estavam ali. "Ah, meu irmão é baterista de uma banda de rock". Ela respondeu: "Nossa, desculpa, entrei errado; já volto". Saiu, fechou a porta, colocou o Metallica para tocar no celular. Bateu de novo e entrou fazendo os gestos do rock, o som rolando. Uns dias depois, voltou lá, para alegria do acompanhante: "Mano, é a enfermeira roqueira, mostra pra ela". E o baterista, com uma certa dificuldade, repetiu o gesto. O neurologista veio, disse que aquela era uma bela evolução.

Quem entra para tirar a pressão é a enfermeira Thaís. Quem olha a baqueta, coloca Metallica e volta já não é mais a enfermeira, é a palhaça Caetana, mesmo que eles não percebam. Isso vai se espalhando – um pouco mais de proximidade, um pouco mais de intimidade, de confiança. E de respeito. Se o paciente, criança ou adulto, não quer a nossa visita, a gente não entra. Quando é uma criança, uma das coisas divertidas é que o palhaço talvez seja o único adulto no hospital em quem ele consegue mandar, porque ali ele não manda em ninguém.

Quem já ficou internado, sabe que quarto de hospital é um entra-e-sai desvairado. Bruna, nutricionista, passou muito tempo como a palhaça Judith no Narizes, e lembra que ela era uma das pouquíssimas profissionais que batiam à porta do quarto. E isso ela pegou como palhaço, porque o palhaço pede para entrar.

Quanto à formação... nossa, acho que as instituições poderiam colaborar umas com as outras – e cada aluno acharia o seu jeito. Não é todo mundo que vai ser palhaço. Mas, quando falamos de grupos da minha área, o Brasil é absolutamente único. Temos a maior quantidade e variedade de grupos de palhaços em hospitais no planeta. Chega a ser bizarro. É algo como Israel ter três grupos, o Canadá 17 e o Brasil ter mais de 1.500. Nos Estados Unidos, há registros da figura do palhaço no hospital desde o século XIX, mas eram mais como "hoje é o dia em que o circo veio ao hospital". A virada aconteceu em Nova York, quando um hospital chamou palhaços do Big Apple Circus. Eles não sabiam como se comportar. O líder, Michael Christensen, resolveu fazer uma coisa típica do palhaço no circo: parodiar. Vestiu jaleco, imitou e desconstruiu o gestual. Depois desse dia, foi organizado um programa sistemático, criando o Big Apple Circus Clown Care Unit. Daí nasceu inclusive o grupo pioneiro no Brasil: o Doutores da Alegria. Wellington Nogueira foi lá, trabalhou com eles e trouxe a ideia. E a prática aqui ganhou sotaques diferentes, foi abraçada de um modo muito intenso.

É tanto grupo no Brasil que, por um lado, há um pouco de amadorismo preocupante, de achar que é só colocar uma roupa, um nariz vermelho. É mais complexo. Mas já há 20, 30 grupos que usam a linguagem do palhaço dentro das universidades na área da saúde. Essa iniciativa é essencialmente brasileira. Meu contrato no Centro Universitário São Camilo é dividido entre ser biomédico e ser palhaço; eles me pagam para isso. Temos uma sala com piso especial, que é nossa.

Outra: nos primeiros tempos, só abríamos vaga nos cursos para os alunos e hoje recebemos colaboradores da faculdade também, gente da área financeira, professores, funcionários do jurídico... O Rafael, advogado, o palhaço Chicó, diz que isso o influencia em tudo – no tribunal com o juiz, com os clientes.

Isso me mostra que esse é um trabalho muito respeitado quando feito com seriedade, carinho e responsabilidade. Uma vez por ano, promovemos na universidade o Narizes Day – toda a doideira, a anarquia que a gente faz nos hospitais vai para o campus inteiro. Campeonato Interplanetário de Stop – aquele jogo; tiro ao alvo com bolinha de papel; o reitor pula amarelinha... Nossa palhaçada é necessária, bem-vinda e transformadora.

Mauro Fantini é biomédico, professor universitário e palhaço. Trabalha no Centro Universitário São Camilo, onde ensina imunologia para futuros biomédicos e coordena, desde 2010, o projeto de extensão Narizes de Plantão.

Comunicação, afeto e solidariedade

Margareth Dalcolmo
pneumologista

Depoimento a Fernando Boigues e Luciana Medeiros

Quando se estuda economia e sociologia da saúde, se entende que o médico do futuro terá que ser muitíssimo bem qualificado tecnicamente. Mas isso não basta. Esse mesmo profissional precisará dominar, obrigatoriamente, as técnicas de comunicação. Há pessoas de grande capacidade técnica incapazes de construir um parágrafo sucinto e claro, um enunciado que seja entendido pelo interlocutor. Saber se comunicar faz parte das exigências da formação de um médico para os tempos que já estamos enfrentando.

Nós lidamos com vida e morte. Diante de um doente grave, ou terminal, é nossa obrigação dar a ele dignidade, conforto, bem-estar, eliminar a dor e até, eventualmente, decidir, com a família, tirar a sua consciência. Isso pode ser feito de uma maneira suave – firme, sem ser traumática. Tenho horror à frieza da tradição anglo-saxã: "Você tem três meses de vida". Primeiro, isso é mais arrogante do que franco; ninguém pode dizer algo assim, já que a margem de erro é grande. E, segundo, isso não é da cultura latina, que tem um grau de aproximação único na interlocução humana. Isso inclui responder ao paciente de forma objetiva, sem fazer proselitismo, mas com a qualidade dessa interação pessoa a pessoa.

E essa comunicação, que somos instados a ter por conta da nossa formação, deve se aprimorar ainda mais quando o momento é o de falar para muita gente. "Mas como você conseguiu dar tantas más notícias de uma maneira que sempre saíamos com alguma esperança?". Ouvi essa pergunta de uma jovem estudante de Medicina, quando estava gravando um podcast. É uma questão preciosa.

Dei, sim, muitas notícias ruins nas ondas da pandemia de Covid-19. Eu ia para a televisão dizer "a curva está crescendo, o pico não chegou, está morrendo muita gente, mais do que os números dizem, porque tem aqueles que não têm nem acesso...". Só que tudo vinha acompanhado pelo subtexto "nós precisamos vencer isso, nós podemos vencer isso". E as pessoas perceberam.

Nós conhecemos epidemias e seu curso, mas estamos vivendo a primeira pandemia completamente digital. E isso faz toda a diferença. Com o imediatismo da informação, era preciso dar a explicação e, ao mesmo tempo, desconstruir o que era mentiroso, falacioso, o que confundia a população. O negacionismo científico foi muito nocivo à nossa população.

Lá na virada do milênio, Umberto Eco escreveu um artigo espetacular, dizendo de maneira premonitória que a internet seria uma catástrofe: sem background para separar o joio do trigo, engole-se como verdade qualquer coisa que apareça. Foi o que vimos no discurso da cloroquina, do remédio de piolho, dos antivacinas e tantas outras fake news.

Aqui entra a habilidade de comunicação. Tenho o vício e o prazer de ensinar, atividade que exige a pedagogia da clareza. Por que uma vacina de RNA mensageiro não muda o nosso DNA? É possível explicar de maneira simples que o RNA mensageiro nem entra na célula. Assim, não tem como mudar o DNA. Os médicos, mesmo não sendo professores, têm que ser capazes de explicar coisas elementares de maneira compreensível.

Durante a pandemia, aquele subtexto "nós vamos vencer isso" significou reforçar o tempo inteiro: ande de máscara, lance mão de medidas não farmacológicas, procure precocemente assistência médica... exaustivamente, com variações sobre o mesmo tema, como uma sonata de Beethoven. Acho que deu certo, porque via, vejo e recebo manifestações de apreço por todo lado. Alguém me parava no supermercado e eu perguntava: "Como a senhora me reconheceu se eu estou de máscara, de óculos?"... "Ah, Dra., esse seu topete... a gente não se engana". Eu nunca mais vou cortar o topete! Não ouço hostilidades, só manifestações de confiança e de afeto. E eu acho que isso não tem preço. Nós conseguimos nos comunicar de maneira positiva.

Eu peguei Covid-19 em maio de 2020. Escrevi muito no período em que estive doente. Estava em meio à produção do primeiro artigo, com mais oito pesquisadores, para desconstruir o uso da cloroquina, muito trabalhoso; e continuei escrevendo para "O Globo". Fiz ainda uma lista dos meus desejos, como se fosse um testamento, e o caderninho está guardado. O que eu gostaria mesmo era de ter feito um testamento como em "Memórias de Adriano", de Marguerite Yourcenar, sobre o que ela pretendia deixar para o mundo dela, que é a coisa mais linda do mundo, bens imateriais, coletivos, passíveis de admiração.

Escrever me ajudou muito no curso da doença, assim

como a incrível solidariedade. Colegas ligavam o dia inteiro, eu mal conseguia responder. Contei num texto que meu querido amigo e colega Ricardo Cruz, falecido pela Covid-19 em dezembro de 2020, me ligava feito horário de antibiótico e, daquele jeito assertivo dele, dizia quase como uma ordem: "Mas você está melhor, não é?". Deus me livre se eu dissesse que não! Eu tinha segundos para dizer: "Sim, claro!". Estava um caco, mas dizia "sim, claro! Eu estou melhorando!".

Lembremos sempre a frase do médico espanhol do século XIX José de Letamendi, às vezes atribuída ao português Abel Salazar: "Médico que só medicina sabe, nem medicina sabe". Na prática médica, quem dá o diagnóstico não somos nós, é o doente; é o que ele nos narra. No século XI, uma era pré-alquimia, Avicena exigia que seus estudantes tivessem conhecimento das técnicas, mas o aluno só era autorizado a exercer sua profissão de cura se fosse aprovado nas questões de humanidades. Em 2015, a escola médica de Harvard criou uma cadeira de Artes e Humanidades. Hoje, grandes escolas médicas no Brasil tendem a emular a iniciativa. Timidamente, começa-se a ver brotar aqui e ali esse caminho. É um consolo. Sabemos que funciona.

Recebo uma quantidade enorme de demandas para dar depoimentos e entrevistas. Faço palestras em colégios de classe média e alta, e em comunidades muito pobres, onde temos projetos sociais e de saúde, pela Fiocruz. As perguntas são inteligentes, sensíveis. Muitas meninas querem entender como é ser cientista. Tento atender a tudo, porque há a chance de se criar um caminho com a nossa narrativa da humanização da medicina, da habilidade e necessidade de se comunicar bem com as pessoas. Podemos, sim, despertar o interesse com a nossa narrativa quando é consistente, científica e, ao mesmo tempo, cria uma interlocução, uma cultura nova de interesse em uma geração que está muito anestesiada, com a educação fragílima, por esse tempo tão difícil, principalmente aqui no Brasil.

Para terminar, eu diria ainda: esse médico do futuro que vai aprimorar sua comunicação também precisa dominar políticas públicas de saúde. Exemplar nesse quesito foi Adib Jatene. Dr. Adib sempre disse que, mesmo sendo um cirurgião cardiovascular, lidando com a mais sofisticada tecnologia de ponta, ninguém pode estar longe da saúde pública em um país desigual como o Brasil. Eu acredito nisso. Nós não podemos nos furtar a essas exigências, mesmo atuando no campo da pesquisa ou atendendo pacientes. Precisamos, todos e cada um, descobrir esses talentos que muitos de nós nem desconfiávamos ter.

Margareth Dalcolmo é médica pneumologista, pesquisadora da Fiocruz, docente da pós-graduação da PUC-RJ, titular da Academia de Medicina do Rio de Janeiro e da Academia Nacional de Medicina, consultora da OMS para aprovação de fármacos essenciais e novos tratamentos. É colunista em "O Globo" e autora do livro "Um tempo para não esquecer", Editora Bazar do Tempo, 2021.

Agradecimentos

Fernando Boigues

Devo agradecer a todos os parentes e amigos que estiveram, incansavelmente, junto a nós no final de 2004, quando a Nanda sofreu aquele episódio tão doloroso no auge de sua juventude. Sem ajuda, eu não teria sido capaz de sobreviver a este período sem perder a sanidade. Não poderia jamais deixar de agradecer a Deus que nos mostrou um caminho a seguir e como não perder as esperanças. E manter a liberdade de ser quem eu sou.

Citarei apenas algumas pessoas nominalmente, que não poderia deixar de falar, apesar de estarem presentes neste diário: Marina, tão cuidadosa com a Fernandinha desde o primeiro instante; Dr. César Villela, ágil em seus primeiros atendimentos na emergência; Drs. Vicente Pires e Adherbal Maia, facilitando em tudo nossa estadia; aos médicos e funcionários do Hospital Samaritano de Botafogo, pelo carinho e atenção; Dr. Jânio Nogueira, o cirurgião que foi e é o nosso anjo da guarda e tenho certeza, sempre guiado por Deus; a família Ciraudo que me deu a chance de permanecer 24 horas por dia junto à Nanda, por um longo período; Dr. Luis

Genes, nosso amigo incansável nas soluções médicas e burocráticas, para nos deixar livres para ficar com nossa filha; o querido amigo Tony (*in memoriam*), que me levou ao encontro da Nanda, dando-me todo o apoio possível e impossível num momento tão difícil.

Por fim, quero agradecer ao meu amor, Quéth, que ficou noites adentro em vigia e orações; a Amandinha, nossa caçula feita de puro amor, que nos mostrou a importância de estar juntinhos e da dedicação ao próximo; a Erika, que com suas orações sempre soube nos acalentar; à nossa amiga Brenda, por suas sessões de Reiki; a Luzia, nossa protetora, a Martinha (*in memoriam*), nossa fiel escudeira.

Parecia um sonho, quando em 2018, durante um evento do Hospital São Lucas, chamado Visão São Lucas, meu amigo, Dr. Alfredo Guarischi, após o final de dois depoimentos emocionantes dos jornalistas Zuenir Ventura e Mauro Ventura, se aproximou de mim e me apresentou o Mauro. Sou do interior paulista e fiquei lisonjeado quando o Guarischi disse que nós dois tínhamos a obrigação de colocar esses diários num livro. Mauro assentiu, mas achei que ele só estava querendo ser gentil. Para minha surpresa, Mauro me ligou. Disse que já tinha conversado com uma pessoa muito querida – Luciana Medeiros – e que ela prontamente aceitou o desafio. O livro teria como espinha dorsal os três diários: o dele, o da Luciana e o meu sobre a Fernanda. Infelizmente, o Dr. Guarischi, no início de 2022, não resistiu à Covid e partiu sem poder desfrutar deste momento do qual foi um dos idealizadores – a primeira semente.

Devo agradecer também aos diretores do Assim Saúde que se empenharam para que esta operadora pudesse patrocinar este livro, assim como ao Magazine Luiza.

Agradeço enfim aos queridos Luciana Medeiros e Mauro Ventura, que tornaram este projeto viável, com leveza e afeto. Muito obrigado a estes novos amigos.

Luciana Medeiros

Estiveram comigo na comissão de frente do transplante meu tio Luiz Claudio e minha tia Azisa Martins. Agradeço tanto a eles e mais: à madrasta, Vera, à minha filha 2, Jamile tão amadinha, à minha *irmã-prima* Fernanda. O exército médico teve vários destaques, a começar por Monica Schaum (coraçãozinho com as mãos!), Zé Geraldo Moreira, Ricardo Bigni e toda a ala afinada de médicos e auxiliares; depois, na sequência, os cuidados clínicos de Irene Biasolli e Rodrigo Portugal. As equipes do COI – Clínicas Oncológicas Integradas, hoje Américas Oncologia – e do Hospital das Clínicas de Niterói foram um espetáculo. Meus amigos, ah, quantos e tão maravilhosos, amores de toda uma vida e além. Já certa de que vou esquecer alguém (oh, céus): Giselle, Sonja, João Luiz, Monica, Cris Valente, Christina, Magno, Tânia, Débora, Edu, Fig, Paula, Denise, Luiz Fernando, Fátima, Pedro, Bia, Adriana, Katia, Nelson, Paulo, Lia, Liana, Claudio, Helena, Valéria, Cora, Vera... e, claro, aos meus companheiros de livro, esses rapazes sensacionais. Agradeço demais aos incríveis profissionais de saúde que se dispuseram a falar para o nosso livro: aprendi toneladas e me emocionei oceanos com cada um deles.

Dois agradecimentos muito especiais: a Patrícia Galvão, que é uma fera na produção e quejandos. Foi ela quem montou o projeto do livro para enquadramento na Lei Rouanet e é uma das mais inteligentes, interessantes, afetuosas e divertidas pessoas que já encontrei pela vida. E, com muito carinho, ao fabuloso Andrew Solomon, meu amigo que é um dos mais importantes escritores dos Estados Unidos, um inovador no campo da escrita sobre saúde e comportamento e best-seller mundial. Andrew, ter sua apresentação é uma honra para nós.

Mauro Ventura

Este livro começou a nascer no dia 26 de outubro de 2018, quando meu pai e eu estivemos no Hotel Emiliano, em Copacabana, para falar sobre o tema "O médico de ontem, de hoje e de sempre". A conversa fazia parte do Visão São Lucas, projeto da Rede Ímpar que reunia médicos e palestrantes para debater tópicos como saúde, ciências, tecnologia, bem-estar e qualidade de vida.

O jornalista José Carlos Tedesco nos chamou para participar do evento a pedido dos organizadores, os médicos Lincoln Bittencourt, Marcos Knibel e Cristina Mendes. Naquela manhã, falei sobre minha experiência como paciente e repórter. E meu pai falou sobre sua vivência como paciente, jornalista, escritor e pai de paciente – no caso, eu. Na hora em que citei o diário que escrevi durante minha temporada no Hospital Samaritano, após sofrer um AVC, um dos médicos, Fernando Boigues, pediu a palavra e comentou que também havia escrito um diário durante uma internação – só que, no caso, de sua filha Fernanda.

No fim da palestra, o médico Alfredo Guarischi me apresentou a Fernando. Em meio à conversa, surgiu a ideia de transformar a dupla experiência hospitalar em livro. Ao sair de lá, a primeira pessoa que consultei foi Luciana Medeiros. Não só por ser uma querida e talentosa amiga como porque sabe bem como transformar ideias em realidade. E também porque tinha tido linfoma do Manto e, durante o tratamento, havia escrito um blog. Luciana foi quem me falou pela primeira vez sobre Medicina Narrativa. E quem de fato botou o projeto de "Diário de uma angústia" de pé.

Após Luciana citar a Medicina Narrativa, decidi pesquisar mais. Afinal, tinha tudo a ver com o tema do livro. Duas especialistas, Ana Luiza Novis e Lorraine Veran, me convidaram para um curso na PUC, onde conheci a história de Isabel Nery (www.isabelnery.info), que gentilmente compartilhou comigo informações sobre o período em que sofreu um AVC e o livro que escreveu a respeito, "Chorei de véspera". A elas, meu muito obrigado.

Devo muito ainda a Edna Bessa, que recuperou o prontuário da minha internação no Samaritano, material fundamental para reconstituir aquela temporada no hospital.

Outras pessoas colaboraram para enriquecer este livro, como Maria Silvia Camargo, minha colega de antigas redações, autora de dois textos sobre a escrita íntima, "O diário enquanto experimento: Ricardo Piglia" e "O diário como antídoto para a morte".

Agradeço ainda a Luciano Bandeira, presidente da seção Rio da OAB, que foi sócio de Sérgio Fisher por muitos anos e fez a ponte para mim com Eduardo, filho do advogado. Outro agradecimento vai para o neurocirurgião Paulo Niemeyer Filho, que me ajudou a relembrar o período em que seu pai, Paulo Niemeyer, esteve comigo no Hospital Samaritano.

Na época, enquanto estava hospitalizado, enviei duas fotos aos colegas do "JB" em que aparecia deitado no leito, com o rosto abatido, de barba por fazer e cabelo desgrenhado. Eu brincava que o paparazzo não havia me flagrado num de meus melhores ângulos, mas garantia que já estava melhor. E dizia: "Muito obrigado, de uma forma que eu jamais conseguirei ser totalmente grato, por vocês terem me ajudado – seja através de um telefonema, de um bilhete, de uma visita, de um toque, de um gesto, de uma frase, de uma manifestação de carinho, não importa qual – no momento mais difícil, de maior fragilidade da minha vida. Amo vocês!". Esses agradecimentos são extensivos aos parentes, amigos e conhecidos que também foram solidários naquele momento. Entre eles José Noronha, presença assídua como médico e amigo, e Sandra Gouvêa, que me deu apoio permanente.

Por fim, agradeço a Vicente e Cecilia. Graças à boa vontade dos dois pude reencontrar o médico José Carlos Zirretta. O filho e a mulher do neurorradiologista foram essenciais para que eu o entrevistasse, ele que é, junto com os também médicos Félix Zyngier e Eliasz Engelhardt, personagem-chave dessa história – e, por consequência, da minha vida.

Este livro utilizou a fonte Libre Baskerville. A primeira edição foi impressa em papel Natural Soft 80g na Gráfica Rotaplan em 2022 e ficou pronta às vésperas do Dia do Médico (18 de outubro).